语言与吞咽康复技术操作手册

主　编　王　璇
副主编　陈　艳
编　者　欧秀君　卢礼创　谢武颖　于　瑞

电子工业出版社.
Publishing House of Electronics Industry
北京·BEIJING

图书在版编目（CIP）数据

语言与吞咽康复技术操作手册 / 王璇主编. —北京:电子工业出版社，2024.1
ISBN 978-7-121-46470-6

Ⅰ.①语…　Ⅱ.①王…　Ⅲ.①语言障碍—康复训练—手册　Ⅳ.①R767.920.9-62

中国国家版本馆CIP数据核字（2023）第187526号

责任编辑：崔宝莹
印　　刷：天津千鹤文化传播有限公司
装　　订：天津千鹤文化传播有限公司
出版发行：电子工业出版社
　　　　　北京市海淀区万寿路173信箱　　　邮编：100036
开　　本：787×1092　　　　1/16　　　印张：8.75　　　字数：182千字
版　　次：2024年1月第1版
印　　次：2024年1月第1次印刷
定　　价：62.00元

前　　言

　　语言治疗学是研究与言语、语言及吞咽相关障碍康复的学科，是康复医学的重要组成部分。语言治疗学在国外又被称为言语病理学，在中国，它是一门新兴的独立专业学科，也是康复治疗学专业的主干课程。

　　语言治疗学课程内容包括语言障碍的相关基础、分类、评价及治疗。通过教学使学生掌握语言学的基本原理、语言训练的基本技能，并在失语症、构音障碍、吞咽障碍等患者中具体应用。对于基础知识的教学主要以理论讲解为主，而对于言语障碍的表现和治疗则主要以实践教学为主。目前国内康复治疗专业教材基本为文字版，对于言语语言及吞咽障碍的表现和治疗，文字版很难描述出具体症状，学生缺乏临床实践，难以获得全面、系统、直观的教学效果。本书旨在配合教材去帮助康复治疗及相关专业学生、语言治疗师掌握常见的规范化的言语语言以及吞咽治疗技术，指导日常的语言康复治疗。

　　本书有几个特点：

　　第一，针对实践教学中无法大量结合患者资源进行教学，导致实践操作不足，影响实践教学效果的问题，本书不仅能提供实践课操作的学习资源，而且在学生实习阶段、住培生及进修生带教中均能提供规范化操作的教学资源。

　　第二，康复治疗类专业课程大多具有较强的专业性和实践性，但目前国内尚缺乏讲解规范性操作技术的教材。本书重视实际应用，既可作为康复治疗专业教材，也可作为实习生、住培生及进修生实践教学的基础教材。

　　第三，本书加入了大量的小视频（以二维码的形式呈现），具有指导实践、巩固实践技术、扩展治疗知识以及规范治疗技术的作用。

　　本书的内容主要包括构音障碍、失语症、吞咽障碍常用的评估方法及治疗技术，每个技术均通过定义、适应证与禁忌证、设备与用具、操作方法与步骤、注意事项这五个方面去阐述，让读者可以快速掌握整个治疗技术的核心内容。

需要特别说明的是，由于有些设备与用具是评估过程中的常用工具，因此本书各章节中的设备与用具并不一定与操作方法与步骤中出现的一一对应。

在本书编写过程中，非常感谢暨南大学附属第一医院的陈卓铭教授及广州医科大学附属第二医院的陈艳教授的大力支持及指导，感谢所有编者的辛勤付出，感谢2019—2022年来自广州医科大学、广州药科大学、赣南医学院、新余学院、右江民族医学院、牡丹江医学院、长治医学院、四川卫生康复职业学院、长沙卫生职业学院等院校在广州医科大学附属第二医院康复科实习的所有参与设计、拍摄并充当模特的学生。

还要特别感谢广州医科大学，得益于高水平大学"一流本科专业建设经费"资助项目，本书才得以顺利出版。

尽管已经几易其稿，但由于编者们的经验不足，书中难免有错误和纰漏，恳请各位专家、同行及读者不吝赐教。

王 璇
2023 年 9 月于广州

目 录

第一章

构 音 障 碍

第一节　评定技术

一、Frenchay 构音障碍评定方法

（一）概述

Frenchay 构音障碍评定方法的检查内容包括反射、呼吸、唇、颌、软腭、喉、舌、言语八大项，每项又分为 2~6 细项，除"速度"项外共 28 个细项，主要侧重于评定构音障碍的严重程度。该方法能为临床动态观察病情变化、诊断分型和疗效提供客观依据，并对治疗及预后有指导意义。

（二）适应证与禁忌证

1. 适应证

该方法主要适用于运动性构音障碍。

2. 禁忌证

意识障碍及严重认知障碍等。

（三）设备和用具

压舌板、笔式手电筒、秒表、鼻息镜等。

（四）操作方法与步骤

1. 操作方法（见下文）

2. 操作步骤

（1）告知患者操作的目的，取得其配合。

（2）准备好所需用具。

（3）开始操作，操作过程规范完整。

（4）在操作过程中密切观察患者病情变化。

（5）操作结束，向患者交代评估结果。

（6）整理评估结果，完成评估表的书写。

3. 注意事项

（1）在呼吸静止状态下评定时要用到纸巾等轻薄的物品辅助观察。

（2）构音器官的静止状态评定应避免告知患者检查时需要观察的具体器官。

（3）检查者的指令必须准确简洁，重点突出。

（4）根据患者的状态或配合程度，适时暂停或终止评估。

（五）Frenchay 构音障碍评定方法的操作方法及评分标准

1. 反射

（1）咳嗽：提出问题：①"当你吃饭或喝水时，你有咳嗽或呛住的情况吗？"；②"你清嗓子有困难吗？"。

分级：a. 没有困难；b. 偶有困难：呛住或有时有食物进入气管，说明患者必须小心些；c. 患者必须特别小心，每日呛 1~2 次，清痰可能有困难；d. 患者在吃饭或喝水时频繁呛住，或有吸入食物的危险，偶尔不是在吃饭时呛住，例如在咽唾液时呛住；e. 没有咳嗽反射，患者用鼻饲管进食或在吃饭、喝水、咽唾液时发生连续咳呛。

（2）吞咽：如有可能，观察患者喝 140mL 冷开水和吃两块饼干的状态，要求患者尽可能快地完成。另外，询问患者吞咽时是否有困难，并询问有关进食的速度及饮食情况。

评分：喝 140mL 冷开水的正常时间是 4~15s，平均为 8s。超过 15s 为缓慢。

分级：a. 没有异常；b. 患者诉说有一些困难，吃饭或喝水缓慢。喝水时停顿次数比通常多；c. 进食明显缓慢，主动避免一些食物或直接食用流质饮食；d. 患者仅能吞咽一些特殊的食物，例如单一的或绞碎的食物；e. 患者不能吞咽，须用鼻饲管。

（3）流涎：询问患者在这方面是否有异常，在会话期间留心观察。

分级：a. 没有流涎；b. 嘴角偶有潮湿，患者可能叙述在夜间枕头是湿的（要注意这是以前没有的现象，因为一些正常人在夜间也可能有轻微的流涎），当喝水时轻微流涎；c. 当倾身向前或注意力不集中时流涎，略微能控制；d. 在静止状态时流涎非常明显，但是不连续；e. 连续不断地过多流涎，不能控制。

2. 呼吸

（1）静止状态：在患者静坐和没有说话的情况下，进行观察和评价。当评价有困难时，可让患者做下列动作：用嘴深吸气且听到指令时尽可能地缓慢呼气，然后记下所需的秒数。正常人能平稳地呼出且平均只用5s左右的时间。

分级：a.没有困难；b.吸气或呼气不平稳或缓慢；c.有明显的吸气或呼气中断，或深吸气时有困难；d.吸气或呼气的速度不能控制，可能出现呼吸短促，比c更加严重；e.患者不能完成上述动作。

（2）说话时：同患者谈话并观察呼吸情况，问患者在说话时或在其他场合下是否有气短的情况。下面的要求可常用来做辅助评价：让患者尽可能快地一口气数到20（10s内），检查者不应注意受检者的发音，应只注意完成这一要求所需呼吸的次数。记住，正常情况下这一要求是能一口气完成的。

分级：a.没有异常；b.由于呼吸控制较差，流畅性极偶然地被破坏，患者可能表示他感到必须停下来做一下深呼吸，即需要一个外加的呼吸来完成这一要求；c.患者必须说得快，因为呼吸控制较差，声音可能消失，患者可能需要4次呼吸才能完成此要求；d.患者利用吸气或呼气说话，或呼吸非常表浅，只能运用几个词，不协调，且有明显的可变性。患者可能需要7次呼吸才能完成此要求；e.由于整个呼吸缺乏控制，言语受到严重阻碍，可能1次呼吸只能说1个词。

3.唇

（1）静止状态：当患者没有说话时，观察唇的位置。

分级：a.没有异常；b.唇轻微下垂或不对称，只有熟练的检查者才能观察到；c.唇下垂，但是患者偶尔会试图复位，位置可变；d.唇明显不对称或变形；e.唇严重不对称或两侧严重病变，位置几乎不变化。

（2）唇角外展：请患者夸张地笑。示范并鼓励患者唇角尽量抬高。观察双唇抬高和收缩运动。

分级：a.没有异常；b.轻微不对称，熟练的检查者能观察到；c.严重变形的笑，只有一侧唇角抬高；d.患者试图做这一动作，但是外展和抬高两项均在最小范围；e.患者不能在任何一侧抬高唇角，没有唇的外展。

（3）闭唇鼓腮：让患者进行下面的一项或两项动作以帮助建立闭唇鼓腮。a.给患者示范吹气鼓起两颊，并坚持15s，记下其所用的秒数。注意是否有气从唇边漏出。若有鼻漏气则不记分。如果有鼻漏气，治疗者应该用拇指、示指捏住患者的鼻子。b.给患者示范清脆地发出"p"音10次。鼓励患者强调这一爆破音，记下其所用的秒数并观察"p"爆破音的闭唇连贯性。

分级：a.唇闭合极好，能保持唇闭合15s或用连贯的唇闭合来重复"p"音；b.偶尔漏气，在爆破音的每次发音中唇闭合不一致；c.患者能保持唇闭合7~10s，在发音时观察有唇闭合，但是听起来声音微弱；d.唇闭合很差，唇的一部分闭合丧失，患者试图闭合但不能坚持，听不到发音；e.患者不能保持任何唇闭合，看不见也听不到患者发音。

（4）交替发音：给患者示范重复发"u""i"音10次，让其在10s内做10次。让患者夸张运动并使速度与运动保持一致（每秒钟做1次）。记下所用秒数，可不必要求患者发出声音。

分级：a.患者能在10s内有节奏地连续做这两个动作，显示有很好的唇收拢和外展；b.患者能在15s内连续做这两个动作，在唇收拢、外展时可能出现有节奏的颤抖或改变；c.患者试图做这两个动作，但是很费力，一个动作可能在正常范围内，但是另一个动作严重变形；d.可辨别出唇形有所不同，或一个唇形的形成需3次努力；e.患者不能做任何动作。

（5）说话时：观察说话时唇的运动，重点注意在发音时唇的形状。可以跟读以下句子来辅助评估："八百标兵奔北坡"。

分级：a.唇运动在正常范围内；b.唇运动有些减弱或过度，偶尔有漏音；c.唇运动较差，声音微弱或出现不应有的爆破音，嘴唇形状有多处不符合要求；d.患者有一些唇运动，但是听不到发音；e.没有观察到唇的运动，甚至患者试图说话时也没有。

4. 颌

（1）静止状态：当患者没有说话时观察其颌的位置。

分级：a.颌自然地在正常位置；b.颌偶尔下垂，或偶尔过度闭合；c.颌松弛下垂，口张开，但是偶尔试图闭合或频繁试图使颌复位；d.大部分时间颌均松弛地下垂，且有缓慢不随意的运动；e.颌下垂张开很大或非常紧地闭住。下垂非常严重，不能复位。

（2）说话时：当患者说话时观察其颌的位置。

分级：a.无异常；b.疲劳时有最小限度的偏离；c.颌没有固定位置或颌明显痉挛，但是患者在有意识地控制；d.明显存在一些有意识的控制，但是仍有严重的异常；e.患者试图说话时颌没有明显的运动。

5. 软腭

（1）进流质饮食：观察并询问患者吃饭或喝水时饮食是否进入鼻腔。

分级：a.没有进入鼻腔；b.偶有一两次进入鼻腔，咳嗽时偶然出现；c.有一定的困难，1星期内发生几次；d.每次进餐时至少有1次；e.患者进食流质饮食时屡屡进入鼻腔。

（2）抬高：让患者发"啊－啊－啊"5次，保持在每个"啊"之间有一个充分的停顿，为的是使软腭有时间下降，给患者做示范并观察患者的软腭运动。

分级：a.软腭能充分保持对称性运动；b.软腭有轻微的不对称但是能运动；c.在所有的发音中软腭均不能抬高，或出现严重不对称；d.软腭仅有一些最小限度的运动；e.软腭没有扩张或抬高。

（3）说话时：在患者说话时注意其鼻音和鼻漏音。可以用下面的要求来帮助评价，如让患者说"妹（mei）""配（pei）""内（nei）""贝（bei）"，检查者注意倾听音质的变化。

分级：a.共鸣正常，没有鼻漏音；b.出现轻微鼻音过重和不平衡的鼻共鸣，或偶然有轻微的鼻漏音；c.中度鼻音过重或缺乏鼻共鸣，有一些鼻漏音；d.重度鼻音过重或缺乏鼻共鸣，有明显的鼻漏音；e.严重的鼻音或鼻漏音。

6. 喉

（1）发音时间：给患者示范尽可能长地说"啊"，并记下其所用的秒数。注意每次发音的清晰度。

分级：a.患者发"啊"能持续15s；b.患者发"啊"能持续10s；c.患者发"啊"能持续5~10s，但断续、沙哑或发音中断；d.患者发"啊"能持续3~5s；或虽能发"啊"5~10s，但有明显的沙哑；e.患者发"啊"的持续时间短于3s。

（2）音调：给患者示范唱音阶（至少6个音符），并在患者唱时做评价。

分级：a.无异常；b.好，但有一些困难，嘶哑或吃力；c.患者能表达4个清楚的音调变化，上升不均匀；d.音调变化极小，显出高、低音间有差异；e.音调无变化。

（3）音量：让患者从1数到5，每数一个数增大一次音量。开始用一个低音，结束用一个高音。

分级：a.患者能用有控制的方式来改变音量；b.中度困难，数数时偶尔声音相似；c.音量有变化，但是明显不均匀；d.音量只有轻微的变化，很难控制；e.音量无变化，或全部过大或过小。

（4）说话时：注意患者在谈话中是否发音清晰，音量和音调是否适宜。

分级：a.无异常；b.轻微的沙哑，或偶尔不恰当地运用音量或音调，只有留心才能注意到这一轻微的改变；c.由于段落长音质发生变化。频繁地高速发音，或音调有异常；d.发音连续出现变化，在持续清晰地发音和/或运用适宜的音量和音调方面都有困难；e.声音严重异常，表现为：连续的沙哑，连续不恰当地运用音调和音量。

7. 舌

（1）静止状态：让患者张开嘴，在静止状态下观察舌1min。注意，舌可能在张嘴之后不能马上完全静止，因此，这段时间应不计在内。如果患者张嘴有困难，就用压舌板协助。

分级：a.无异常；b.偶尔有不随意运动，或轻度偏歪；c.舌明显偏向一边，或不随意运动较明显；d.舌的一侧明显皱缩，或呈束状；e.舌严重异常，如舌体小、皱缩或过度肥大。

（2）伸舌：以4s内做5次的速度给患者示范完全伸出舌并收回，记下其所用的秒数。

分级：a.在正常时间内完成且活动平稳；b.活动慢（4~6s），其余正常；c.活动不规则或伴随面部怪相；或伴有明显的震颤；或在6~8s内完成；d.只能把舌刚好伸出唇外，或运动不超过2次，时间超过8s；e.不能将舌伸出。

（3）上下运动：以6s内运动5次的速度给患者示范把舌伸出指向鼻，然后向下指向下颌，连续做5次。患者做时鼓励其保持张嘴，记下其所用时间。

分级：a.无异常；b.活动好，但慢（8s）；c.两个方向都能运动，但吃力或不完全；d.只能向一个方向运动，或运动迟钝；e.不能完成这一要求，舌不能抬高或下降。

（4）两侧运动：给患者示范伸舌，从一边到另一边运动5次，在4s内完成，记下其所用的秒数。

分级：a.无异常；b.运动好但慢，5~6s完成；c.能向两侧运动，但吃力或不完全。可在6~8s内完成；d.只能向一侧运动，或不能保持，或8~10s完成；e.患者不能做任何运动，或超过10s才能完成。

（5）交替发音：让患者以尽可能快的速度说"喀（ka）拉（la）"10次，记下所用秒数。

分级：a.无困难；b.有一些困难，轻微的不协调，稍慢；完成需要5~7s；c.发音时一个较好，另一个较差，需10s才能完成；d.舌仅在位置上有变化，只能识别出不同的声响，听不到清晰的词；e.舌无位置的改变。

（6）说话时：记下舌在说话中的运动。也可跟读下面的句子来辅助判断："大兔子，大肚子，大兔比小兔肚子大。"

分级：a.无异常；b.舌运动稍微不准确，偶有发错的音；c.在会话过程中需经常纠正发音，运动缓慢，言语吃力，个别声母省略；d.舌运动严重变形，发音固定在一个位置上，舌位严重偏离正常，韵母变形，声母频繁遗漏；e.舌无明显的运动。

8. 言语

（1）读字：把下面的字以每字一张的形式写在卡片上。

民 热 爹 水 诺 名 休 贴 嘴 若 盆 神 都 围 女 棚 人 偷 肥 吕 法 字 骄 学 船
瓦 次 悄 绝 床 牛 钟 呼 晕 润 刘 冲 哭 军 伦 该 脖 南 桑 搬 开 模 兰 脏 攀

　　方法：打乱卡片并将有字的一面朝下放置，随意挑选 12 张卡片给患者，逐张揭开卡片，让患者读字，记下患者能认出的字。12 张卡片中的前 2 张为练习卡，其余 10 张为测验卡。当患者读完所有的卡片时，把正确的字数加起来，记下数量，用下列分级法评分。

　　分级：a.10 个字均正确，言语容易理解；b.10 个字均正确，但是治疗师必须特别仔细听并加以猜测才能理解；c.7~9 个字正确；d.5 个字正确；e.2 个或更少的字正确。

　　（2）读句子：把下面的句子以每句一张的形式写在卡片上。

这是风车	这是篷车	这是大哥	这是大车
这是木盆	这是木棚	这是人民	这是人名
这是一半	这是一磅	这是木船	这是木床
这是绣球	这是牛油	这是阔绰	这是过错
这是淡季	这是氮气	这是公司	这是工资
这是工人	这是功臣	这是山楂	这是山茶
这是资料	这是饲料	这是老牛	这是老刘
这是鸡肉	这是机构	这是旗子	这是席子
这是溪谷	这是西湖	这是文物	这是坟墓
这是生日	这是绳子	这是莲花	这是年画
这是零件	这是零钱	这是果子	这是果汁
这是诗词	这是誓词	这是伯伯	这是婆婆
这是街道	这是切刀		

　　方法与分级：应用这些卡片，按照读字的方法和分级法评分。

　　（3）会话：鼓励患者会话，大约持续 5min，询问患者的工作、业余爱好、亲属等。

　　分级：a.无异常；b.言语异常但可以理解，患者偶尔会重复；c.言语严重障碍，能明白一半，经常重复；d.偶尔能听懂；e.完全听不懂患者的言语。

　　（4）速度：从患者会话时录得的录音带中，判断患者的言语速度，计算每分钟字的数量，填在图表中适当的位置。正常言语速度为每秒 2~4 个字，每分钟约 100~200 个字，每一级为每分钟 12 个字。

　　分级：a.每分钟 108 个字以上；b.每分钟 84 ~ 95 个字；c.每分钟 60~71 个字；d.每分钟 36~47 个字；e.每分钟 23 个字以下。

　　将评定结果填在表中，这个量表的评估内容包括八个方面，其中每个方面分别由 2~6 个小项组成，整份量表除"速度"项外一共包括 28 个项目，根据其中评价为 a 的项目的数量去确定损伤程度的级别。由于 a 为正常，e 为最严重，故可迅速判断出异常的项目。

评定指标：a 项数 / 总项数

评定级别：正常：28~27/28；轻度障碍：26~18/28；中度障碍：17~14/28；重度障碍：13~7/28；极重度障碍：6~0/28。

二、50 个单词的评估

（一）定义、基本介绍

此项检查包含 50 个单词，治疗师根据单词的意思制成 50 张图卡，以此检查患者以普通话语音为发音标准。

（二）适应证与禁忌证

1. 适应证

存在或可疑构音障碍。

2. 禁忌证

意识障碍及严重认知障碍等。

（三）设备和用具

50 张图卡、记录表、压舌板、卫生纸、录音机等。

（四）操作方法与步骤

1. 操作方法

（1）50 个单词

踢足球 tī zú qiú	穿衣 chuān yī	背心 bèi xīn	布鞋 bù xié	草帽 cǎo mào
人头 rén tóu	围巾 wéi jīn	脸盆 liǎn pén	热水瓶 rè shuǐ píng	牙刷 yá shuā
茶杯 chá bēi	火车 huǒ chē	碗筷 wǎn kuài	小草 xiǎo cǎo	大蒜 dà suàn
衣柜 yī guì	沙发 shā fā	手电筒 shǒu diàn tǒng	自行车 zì xíng chē	照相机 zhào xiàng jī
天安门 tiān ān mén	耳朵 ěr duo	台灯 tái dēng	缝纫机 féng rèn jī	电冰箱 diàn bīng xiāng
书架 shū jià	太阳 tài yáng	月亮 yuè liang	钟表 zhōng biǎo	母鸡 mǔ jī

歌唱 gē chàng	女孩 nǚ hái	熊猫 xióng māo	白菜 bái cài	皮带 pí dài
短裤 duǎn kù	划船 huá chuán	下雨 xià yǔ	摩托车 mó tuō chē	擦桌子 cā zhuō zi
知了 zhī liǎo	绿色 lǜ sè	黄瓜 huáng guā	牛奶 niú nǎi	西红柿 xī hóng shì
菠萝 bō luó	扫地 sǎo dì	开车 kāi chē	圆圈 yuán quān	解放军 jiě fàng jūn

（2）记录方法

表达方式	判断类型	标记
自述、由其他音代替	置换	＿（画在错误音标下）
自述、省略、漏掉音	省略	／（画在省略音标上）
自述、与目的音相似	歪曲	△（画在歪曲音标上）
歪曲严重、难以判定说出的是哪个音	无法判断	×（画在无法分辨的音标下）
复述引出		（ ）（画在患者复述出的词上）

2. 操作步骤

（1）告知患者操作目的，取得其配合。

（2）准备好所需用具。

（3）检查时先向患者出示图卡，患者根据图卡的意思命名，不能自述采取复述引出。要求操作规范，记录完整。

（4）在操作过程中密切观察患者病情变化。

（5）操作结束，将查出的各种异常标记在对应的音节下方，并向患者交代评估结果。

（6）整理评估工具并完成评估记录。

（五）注意事项

（1）说明检查目的以后，必须交代患者尽量用清晰明白的普通话读出上面50个单词，不会说普通话者可以考虑改用音节复述检查。

（2）在检查过程中检查者可以按照自己的习惯记录结果，但评估完成以后必须严格按照标准的记录方法进行修改。

（3）在检查过程中控制好患者的速度并及时使用录音机，方便重复收听以增加记录的准确性。

（王　璇　卢礼创）

第二节　呼吸功能训练

一、定义

呼吸功能训练是指采用多种呼吸运动方式，对造成构音障碍的呼吸运动力量和运动协调性障碍进行治疗的方法。

二、适应证与禁忌证

1. 适应证

各种中枢神经系统损伤或病变、周围神经系统损伤或病变等导致的呼吸功能障碍。

2. 禁忌证

心脏病患者、体弱者、双侧声带麻痹者。

三、设备和用具

吸管、呼吸训练器等。

四、操作方法与步骤

（一）操作方法

1. 腹式呼吸（膈肌呼吸）训练

该方法是以训练腹式呼吸、强调膈肌运动为主的训练方法。以改善异常呼吸模式、有效减少辅助呼吸肌的使用，达到改善呼吸效率、降低呼吸能耗的目的。注意要避免用腹直肌代偿吸气时腹部的隆起，见图1-2-1，图1-2-2。

吸气时胸廓的扩张是上下径、前后径及左右径的整体扩张。吸气时腹部之所以隆起，是因为膈肌的下降使得胸腔上下径扩大，腹腔压力增加而腹部微微隆起。而多数患者膈肌运动较差，膈肌下降不充分，上下径扩张不足，吸气量减少。如果过分强调"吸气凸腹，呼气凹腹"，容易导致患者在吸气时用腹直肌代偿而凸腹，这是错误的。

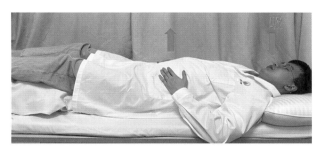

图 1-2-1　腹式呼吸训练吸气

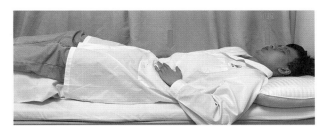

图 1-2-2　腹式呼吸训练呼气

2. 呼吸肌训练

该方法是为改善呼吸肌力量和耐力，缓解呼吸困难而进行的呼吸训练方法。

（1）膈肌阻力训练：见图 1-2-3。

（2）吸气阻力训练：见图 1-2-4。

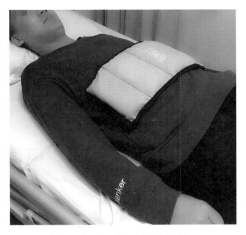 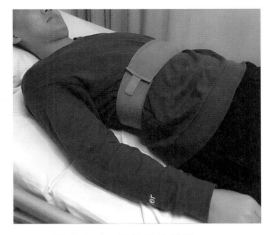

图 1-2-3　膈肌阻力训练　　　　　图 1-2-4　吸气阻力训练

（3）诱发呼吸训练：利用呼吸训练器（图 1-2-5）进行呼吸训练。

（4）胸廓的牵伸（呼吸肌的牵伸）：吸气时双臂同时上举（图 1-2-6），呼气时双臂放下（图 1-2-7）。

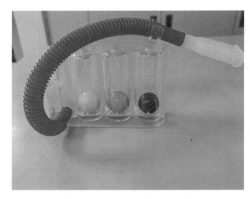

图 1-2-5　呼吸训练器

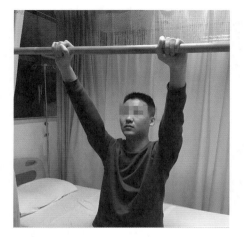

图 1-2-6　胸廓牵伸吸气训练

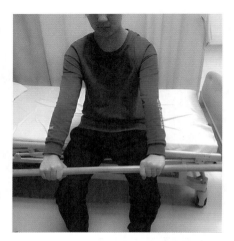

图 1-2-7　胸廓牵伸呼气训练

3. 抗阻呼气训练

该方法是在呼气时施加阻力的呼吸训练方法。使用呼吸训练工具以适当地增加气道阻力，减轻或防止病变部位小气道在呼气时过早闭合，从而达到改善通气和换气，减少肺内残气量的目的（图 1-2-8）。

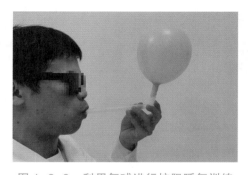

图 1-2-8　利用气球进行抗阻呼气训练

4.深呼吸训练

胸式深呼吸训练，目的是增加肺容量，使胸腔充分扩张（图1-2-9）。

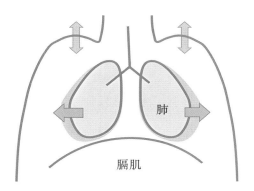

图1-2-9 深呼吸训练

5.局部呼吸训练

该方法是针对肺的某些区域可能出现的换气不足，对肺部特定区域进行的扩张训练。通过延长呼吸道长度和直径，增加呼吸潮气量。帮助通畅气道，促进肺泡扩张，增加肺容量/肺通气。如单侧肋骨扩张训练（图1-2-10），双侧肋骨扩张训练（图1-2-11）。

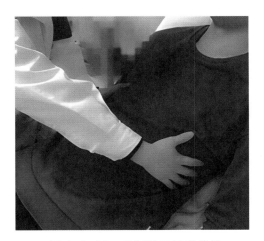

图1-2-10 单侧肋骨扩张训练

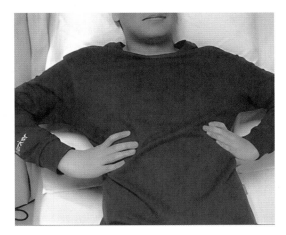

图1-2-11 双侧肋骨扩张训练

6.排痰训练

通过体位引流、叩击、振动的方法促进患者肺部痰液排出。

（1）体位引流：见图1-2-12。

（2）叩击排痰：见图1-2-13。

（3）振动排痰：见图1-2-14。

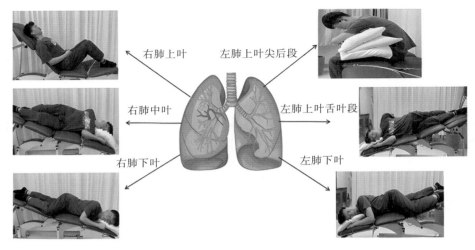

图 1-2-12　体位引流

右肺上叶　　左肺上叶尖后段

右肺中叶　　左肺上叶舌叶段

右肺下叶　　左肺下叶

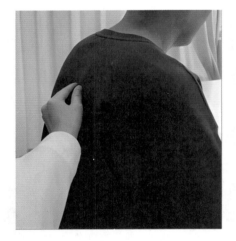

图 1-2-13　叩击排痰

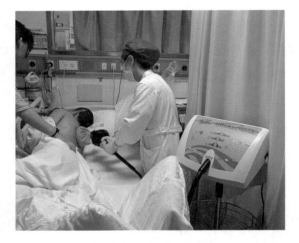

图 1-2-14　振动排痰

7. 咳嗽训练

该方法是通过训练患者的咳嗽技巧，提高咳嗽效率，降低误咽、误吸或吸入性肺炎等吞咽障碍并发症的治疗方法。

（1）主动咳嗽训练：深吸气→屏气→用力咳嗽。

（2）辅助咳嗽训练：

①腹部推挤：患者平卧，治疗师手掌交叠，掌根置于剑突下方位置，但不可挤压到下位肋骨和剑突。患者先深吸气或吞气，然后在治疗师指令下咳嗽，咳嗽的同时治疗师向前上方推挤（图 1-2-15）。

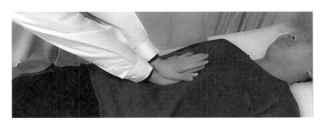

图 1-2-15　腹部推挤

②肋膈辅助咳嗽：患者平卧，治疗师将双手呈蝶状置于患者两肋，拇指指向剑突，其余四指与肋骨平行。在患者深呼气终末，治疗师快速向内向下按压并要求患者深吸气，在吸气终末，要求患者屏气并用力咳嗽。咳嗽期间，治疗师快速在两侧前方施加手部力量，以增加患者咳嗽终末的气流（图 1-2-16）。

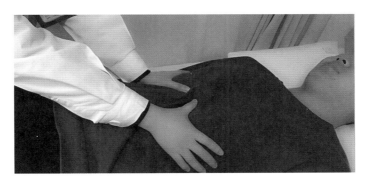

图 1-2-16　肋膈辅助咳嗽

（3）被动咳嗽训练：治疗师以指腹推压患者环状软骨下缘，刺激患者产生咳嗽反射（图 1-2-17）。

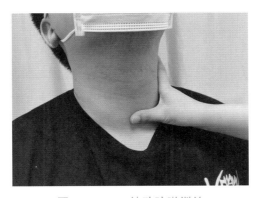

图 1-2-17　被动咳嗽训练

（4）声门闭锁训练：嘱患者双手用力按压桌面，并持续发"i"音，每次治疗5min。

8. 缩唇呼吸

在嘴唇半闭时吸气，类似于吹口哨的嘴型，可在气管支气管内产生压力差，防止细支气管由于失去放射牵引和胸内高压引起的塌陷。该方法包括少量吸气，长时缩唇呼气。学会将本法在静息时使用后，也可在运动和惊恐时使用（图 1-2-18，图 1-2-19）。

缩唇呼吸适用于重度 COPD 患者，这些患者常常在支气管痉挛、惊恐或运动时肺内过度充气，对那些正接受运动康复或呼吸肌锻炼患者则可作为一项辅助措施，无任何禁忌证。

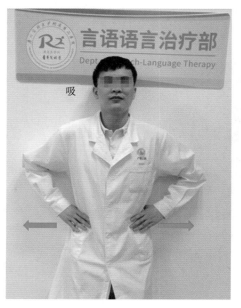

图 1-2-18　缩唇吸气

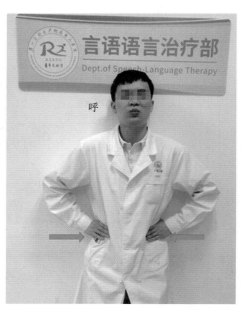

图 1-2-19　缩唇呼气

（二）操作步骤

（1）告知患者呼吸功能情况，选择并对其讲述训练方法。

（2）准备所需物品。

（3）开始训练，并按照不同个案调整难度（次数、强度）。

（4）向患者交代训练过程中的感觉及注意事项。

（5）在训练过程中严密观察患者的病情变化。

（6）治疗结束，询问患者感觉并指导其进行课后练习。

（7）训练工具的处理。

（8）完成训练记录。

五、注意事项

（1）根据患者的病情选择训练体位，选择适当的项目分次进行，原则是由易到难。

（2）告知患者训练时或训练后如出现疲劳、乏力、头晕等，应该及时报告。

呼吸功能训练

（3）患者病情变化时务必及时调整训练方案。

（4）训练要适度。

（5）酌情适当吸氧。

（王　璇　卢礼创）

第三节　下颌运动功能障碍治疗技术

一、概述

下颌运动功能障碍治疗技术是提高患者下颌的感知觉和下颌运动肌群的力量，延长下颌持续运动的时间，增大下颌运动范围，提高下颌的控制力，增强下颌的稳定性和灵活性，抑制下颌的异常运动模式，建立下颌的正常运动模式，为患者学习唇和舌的高级运动奠定基础，最终为言语语言发展提供精细的分级运动模式的一种治疗技术。下颌运动模式包括下颌上下运动（图1-3-1，图1-3-2），左右运动（图1-3-3）和前伸后缩（图1-3-4，图1-3-5）。

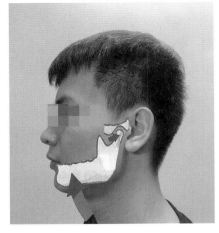

图1-3-1　下颌向上运动

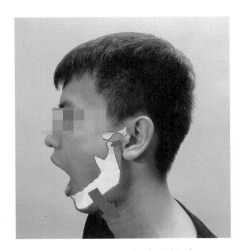

图1-3-2　下颌向下运动

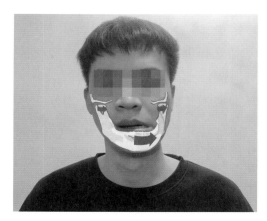

图 1-3-3　下颌左右运动

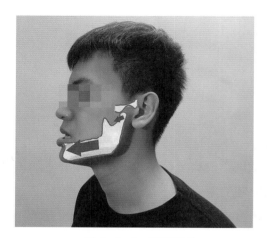

图 1-3-4　下颌前伸

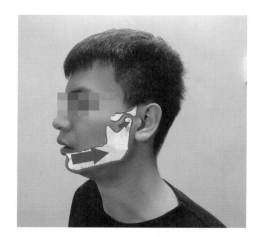

图 1-3-5　下颌后缩

二、适应证与禁忌证

1. 适应证

神经性下颌功能障碍、颞下颌关节紊乱、骨折愈合后下颌功能障碍等。

2. 禁忌证

颞下颌关节不稳定或骨折尚未愈合、意识障碍或不能配合治疗等。

三、设备和用具

振动棒（或声波电动牙刷）、咀嚼器（或磨牙棒）、压舌板、开口器等。

四、操作方法与步骤

（一）操作方法

1. 下颌向上运动受限

（1）提高咬肌肌力法

①敲打咬肌法：治疗师和患者面对面坐着，要求患者一直紧咬牙关。治疗师用双手触摸患者的咬肌，然后用示指、中指及无名指的指腹敲打咀嚼肌，反复敲打可使松弛的肌肉紧张，提高肌力。

②振动咬肌法：治疗师和患者面对面坐着，要求患者一直紧咬牙关。治疗师将振动器套在右手示指上，左手托住患者的下颌，振动器可在咬肌的任意部位移动，左手方法相同。注意振动头的接触面不同，所产生的力度和刺激强度会有所不同。

（2）咀嚼法：咀嚼法是治疗下颌运动障碍的一种比较实用的方法，主要适用于发音时下颌运动受限患者，同时也适用于咀嚼肌群松弛的患者。先通过按摩的方法将颞颌关节和周围的肌肉放松，再做下颌放松训练。观察下颌发音和咀嚼时的紧张程度，根据下颌打开的幅度和咀嚼肌的力度选择咀嚼器是用硬的还是用软的类型。然后将咀嚼器的一端放入患者口中，让患者张大嘴咬住咀嚼器，并大幅度地咀嚼，在咀嚼的同时发韵母 /ɑ/、/i/、/u/，或者在咀嚼的同时数数，或者在咀嚼的同时发 /wɑ/ 开头的词语，比如娃娃、娃娃的袜子、娃娃的玩具等。用此法治疗后，对下颌紧张的患者而言，其紧张程度会明显下降；对下颌松弛的患者而言，会提高咬肌和咀嚼肌的力量，下颌打开的幅度会明显增加。

（3）电刺激治疗：详见本书相关内容。

2. 下颌向下运动受限

（1）高位抵抗法：治疗师与患者面对面坐着，治疗师将大拇指的指尖放在患者的下颌缘上侧，将示指弯曲放在患者的下颌缘下侧，示指用力向上提患者的下颌，同时让患者用力向下抵抗。此法主要适用于下颌总处于高位的患者，即下颌总是闭着，下颌向下运动受限者。抵抗会增加口部运动的阻力，有助于扩大下颌的运动范围。

（2）颞下颌关节下滑动的松动手法（图1-3-6）

患者体位：坐位，头部呈中立位。

治疗师体位：治疗师站在患者一侧，左手固定患者头部靠在胸前，右手拇指接触患者下颌磨牙，弯曲示指握住患者下颌。治疗师的手向下拉。

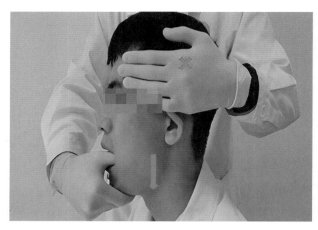

图 1-3-6 颞下颌关节下滑动的松动手法

（3）牵伸肌肉法：让患者尽量张口，根据患者上下磨牙间的距离，将2、3个压舌板放入上下磨牙之间，逐步增加压舌板以增加下颌打开的幅度，每次维持10s。此法根据患者情况，也可将压舌板替换成开口器（图1-3-7）。开口器使用时注意保护牙齿和口腔黏膜，以免造成不必要的损伤。

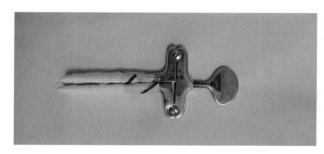

图 1-3-7 开口器

3. 下颌左右运动受限

（1）侧向控制法：侧向控制是一种促进治疗技术，主要用来治疗患者下颌歪向左侧或右侧。

①左侧歪斜控制法：治疗师坐在患者的旁边或侧后方，若患者的下颌向左侧歪斜，治疗师用左手摆出"v"字的手势，中指放在患者的下颌缘下侧，示指放在下颌缘上侧，拇指固定在左侧脸颊颞颌关节处，右手固定患者头部，然后向右推患者下颌。

②右侧歪斜控制法：若下颌向右侧歪斜，治疗师用右手摆出"v"字的手势，中指放在患者的下颌缘下侧，示指放在下颌缘上侧，拇指固定在右侧脸颊颞颌关节处，左手固定患者的头部，然后向左推患者下颌（图1-3-8）。

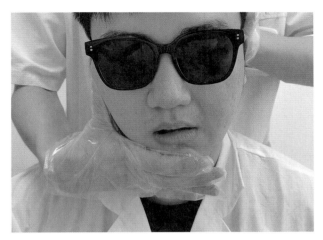

图 1-3-8 右侧歪斜控制法

（2）下颌关节侧滑动松动手法（图 1-3-9）

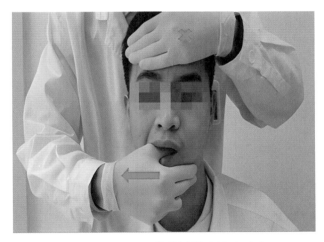

图 1-3-9 下颌关节侧滑动松动手法

患者摆位：坐位，头部呈中立位。

治疗师摆位：治疗师站在患者一侧，左手固定患者头部靠在胸前，右手拇指接触下颌磨牙，其余四指托住患者下颌。治疗师的手向侧方拉动。

4. 下颌前伸后缩运动受限

（1）前位控制法：是一种促进治疗技术，主要用来治疗患者下颌前伸过度。治疗师与患者面对面坐着，将大拇指的指尖放在患者的下颌缘上侧（帮助下颌张开），示指弯曲放在下颌缘下侧（帮助下颌关闭），大拇指向下用力，打开下颌，向上用力闭合下颌，反复交替（图 1-3-10）。

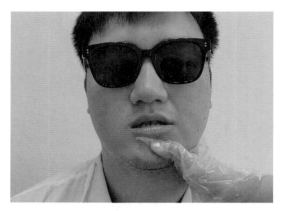

图 1-3-10　前位控制法

（2）下颌关节向前滑动松动手法（图 1-3-11）

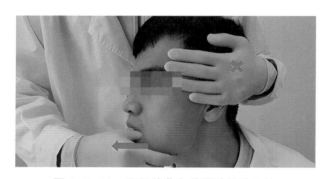

图 1-3-11　下颌关节向前滑动松动手法

患者摆位：坐位，头部呈中立位。

治疗师摆位：治疗师站在患者一侧，左手固定患者头部靠在胸前，右手拇指接触下颌磨牙，其余四指托住患者下颌。治疗师的手向前拉。

5. 联合主动运动技术（图 1-3-12）

患者摆位：坐位，头部呈中立位。

治疗师摆位：治疗师站在患者一侧，左手固定患者头部，右手放于患者下颌区。患者主动打开或关闭口腔，使下颌骨横向运动，治疗师的手伴随其运动。

（二）操作步骤

（1）准备所需物品（咀嚼器、压舌板、镜子等）。

（2）掌握患者下颌运动功能情况，选择合适的训练方法。

（3）开始训练，并按照不同个案调整难度（次数、强度）。

（4）在操作过程中与患者互动沟通。

（5）严密观察患者的病情变化。

（6）处理训练工具并完成训练记录。

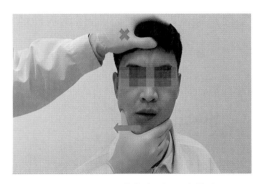

图 1-3-12 联合主动运动技术

五、注意事项

（1）敲打咬肌时，最好选择患者在咀嚼和咬东西的时候，这时敲打咬肌效果更好。

（2）利用振动器刺激咬肌时，注意不要损坏颞颌关节，要轻轻地、慢慢地振动咬肌。治疗师要观察患者对振动器的反应，并鼓励他们使用振动器。缓慢振动有助于放松口部肌肉，快速振动可以"激活"口腔系统，提高全身的肌张力。

（3）应用高位抵抗法时，必须把下颌控制在稳定的位置才可进行下颌运动。由于抵抗能提高和强化运动，所以对运动不协调和不需要运动的患者不要使用此法。

（4）使用开口器时要注意保护牙齿和口腔黏膜，以免造成不必要的损伤。

（5）进行前位控制法时，必须把下颌控制在稳定的位置，才可以进行下颌运动。

（6）在治疗过程中出现疼痛应随时停止，排除骨折或肌肉损伤的影响后方可继续进行。

下颌运动功能
障碍治疗技术

（王　璇　谢武颖）

第四节　唇运动功能障碍治疗技术

一、概述

唇运动功能障碍治疗技术是促进唇感知觉正常化，促进唇肌肌力正常化，刺激唇的各种运动，增强唇运动的自主控制能力，促进唇各种运动模式的产生，为唇声母和唇韵母的构音奠定生理基础的治疗技术。唇运动功能障碍包括唇肌肌张力过高和唇肌肌张力过低两种情况。

二、适应证与禁忌证

1. 适应证
脑损伤后唇运动功能障碍。

2. 禁忌证
唇部黏膜破损、唇部肌肉损伤尚未愈合、唇裂术后尚未愈合等。

三、设备和用具

振动器（或声波电动牙刷）、棉棒（冰棒）、棒棒糖、压舌板、单头唇肌按摩器、唇运动训练器、吸管、哨子、卷龙、泡泡、棉球、纽扣等。

四、操作方法与步骤

（一）操作方法

1. 提高唇肌感知觉训练

（1）振动法：治疗师与患者面对面坐着，将单头唇肌按摩器的毛刷头放在患者的口轮匝肌上，启动开关，然后按照顺时针方向移动毛刷头，振动口轮匝肌一周，反复数次。也可以使用双头唇肌按摩器。作用为增强唇的感知觉和肌力。

（2）吸吮法：治疗师与患者面对面坐着，手持圆形冰棒，让患者用双唇用力夹住冰棒、棒棒糖或治疗师的手指等，然后吸吮。若患者不能主动吸吮，治疗师可先用冰水刺激患者双唇，诱导患者做吸吮动作，然后再让患者吸吮冰棒。也可以用香蕉、大磨牙器或冰块等圆形物体做吸吮工具。此法利用触觉刺激法增强唇的感知觉和促进唇运动（图1-4-1）。

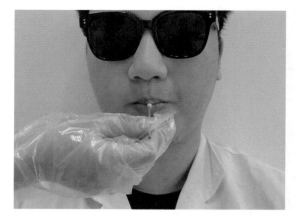

图1-4-1 吸吮法

2. 降低唇肌肌张力

按摩面部法：治疗师与患者面对面坐着，将双手拇指稳定在患者下颌，示指、中指和无名指指腹放在患者的面部远端，然后用力地、缓慢地按摩患者紧张的面部肌肉，逐渐向唇移动。

3. 提高唇肌肌张力

（1）抵抗法：治疗师与患者面对面坐着。治疗师用压舌板向上推患者的上唇，让患者用力向下抵抗，重复数次。然后，治疗师用压舌板向下推患者的下唇，让患者用力向上抵抗，重复数次。抵抗法能提高唇肌肌张力（图1-4-2）。

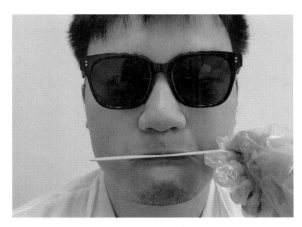

图 1-4-2　抵抗法

（2）唇运动训练器法：该工具形似汤勺，前部为手柄，手柄后端有一膨大如橄榄的部分表面粗糙，为双唇的接触面。后部有一凹槽，是与上腭接触的部分，中间有一小孔，用来稳定舌尖（图1-4-3）。

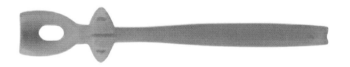

图 1-4-3　唇运动训练器

此工具主要用于提高唇横肌、唇直肌、唇角肌以及口轮匝肌的力量，增加它们运动的灵活性和稳定性，提高它们的协调能力，矫正异常唇运动模式，诱发并建立正确的唇运动模式，最终为精确构建双唇音以及圆展唇韵母服务。

①辅助运动：患者张开嘴巴，将唇运动训练器凹面朝下贴在上腭，舌尖抵住小孔，在治疗师的辅助下患者用双唇紧紧夹住唇运动训练器的膨大部分，注意唇和膨大部分不能有缝隙，坚持10s。

②抵抗运动训练：患者张开嘴巴，将唇运动训练器凹面朝下贴在上腭，舌尖抵住小孔，双唇紧紧夹住唇运动训练器的膨大部分，然后治疗师用力往外拉唇运动训

练器，让患者抵抗外拉的力，持续10s。目的是训练唇肌力量，同时训练唇和舌的分离运动。

③运动范围训练：患者张开嘴巴，将矫形器部分贴在上腭，舌尖抵住小孔，双唇紧紧夹住唇运动训练器的膨大部分，然后松开双唇，再夹住，再松开，持续20s。目的是通过交替收缩进行唇肌运动范围的训练。

4. 联合主动运动技术

（1）吸管进食法：把吸管放在患者牙齿前面的下唇上，吸食浓稠酸奶。

（2）吹哨子或卷龙：患者用嘴唇夹住哨子或卷龙，用力吹，重复数次。

（3）吹泡泡或棉球：患者双唇缩拢，用力吹泡泡或棉球，重复数次。

（4）拉纽扣法：治疗师将系有牙线的纽扣放在患者唇内侧与牙齿之间的空隙内，患者用双唇将纽扣包住，然后治疗师轻轻用力向外拉牙线，患者则双唇用力把纽扣包住，若患者不能包住纽扣，治疗师可辅助闭合嘴唇。根据患者唇力度的强弱选择不同大小和形状的纽扣。

（5）发哑唇音：患者双唇紧闭，同时用力回吸，发出"巴巴"的声音，重复数次。

（6）交替咬上下唇：下唇回缩，上牙咬住下唇；上唇回缩，下牙咬住上唇，如此交替，重复数次。

5. 发音训练

详见本书相关章节。

（二）操作步骤

（1）准备所需物品（哨子、纽扣、压舌板、卷龙、汤匙等）。

（2）掌握患者唇运动功能情况，选择合适的训练方法。

（3）开始训练，并按照不同个案调整难度（次数、强度）。

（4）在操作过程中与患者能够互动沟通。

（5）严密观察患者的病情变化。

（6）处理训练工具并完成训练记录。

唇运动功能障碍治疗技术

五、注意事项

使用唇运动训练器时，双唇应紧紧夹住唇运动训练器的膨大部分。

（王　璇）

第五节　舌运动障碍治疗技术

一、概述

舌运动障碍治疗技术是利用触觉和本体感觉，通过协助和自助的手段提高舌的上抬、下降、稳定和分化，从而能够促进正确的言语运动产生的治疗技术。舌运动障碍包括舌前伸后缩、前后转换、上抬下降、左右任何方向的运动障碍。

二、适应证与禁忌证

1. 适应证

脑损伤后舌运动障碍，舌部器质性疾病术后，口部运动发育迟缓、失调或不完全等。

2. 禁忌证

舌部术后尚未愈合、舌系带过短尚未处理、病情不稳定或不配合治疗等。

三、设备和用具

压舌板、舌肌训练器、棒棒糖、口香糖、饼干等。

四、操作方法与步骤

（一）操作方法

1. 舌前伸运动训练

（1）舌前伸促进法：治疗师与患者面对面坐着。患者张开嘴巴，治疗师用压舌板或毛刷从舌中央用力缓缓向舌尖刷，促使舌体向前伸展，待舌伸展后继续用压舌板压着，坚持5s，然后再重复数次（图1-5-1）。

（2）推舌法：治疗师与患者面对面坐着。患者用力向外伸出舌尖，治疗师把压舌板直接放在舌尖上用力把舌尖向里推，要求患者用舌尖用力向外顶压舌板，重复数次。此法主要是用抵抗的原理提高舌尖肌力（图1-5-2）。

（3）舌肌训练器的应用：用舌肌训练器吸住舌尖，轻轻牵拉做往返运动（图1-5-3）。

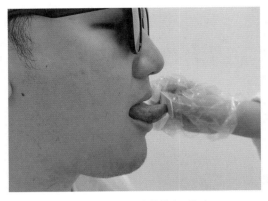

图 1-5-1　舌前伸促进法

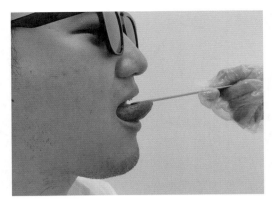

图 1-5-2　推舌法

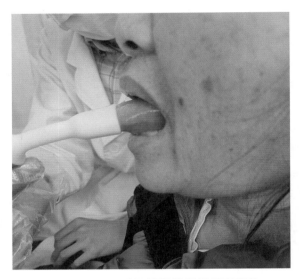

图 1-5-3　用舌肌训练器进行舌肌训练

2. 舌后缩运动训练

（1）深压舌后部法：治疗师与患者面对面坐着。患者张开嘴巴，治疗师把示指指腹或压舌板（汤勺）放在患者舌后部中央，向下用力把舌压向咽部，然后持续轻压，让患者向上顶治疗师的手指。做这个动作时要小心被患者咬到手。此法主要用来促进患者舌向后隆起呈球状的舌后缩反应。

（2）发音促进法：患者双唇缩拢，舌向后运动持续发 /u/、/ou/ 音，重复数次。

3. 舌前后转换运动训练

（1）舌前伸后缩交替运动：让患者充分将舌前伸，然后后缩，重复交替数次。

（2）发 /i/、/u/ 音交替训练：让患者充分将舌前伸发 /i/ 音，然后后缩发 /u/ 音，重复交替数次。

4. 舌尖上抬下降训练

（1）压舌板刺激法：患者张开嘴巴，治疗师用压舌板（或勺子）轻轻刺激患者舌前 1/3，如果患者的触觉反应正常，则舌尖和舌两侧缘上抬，中间下降呈碗状。如果患者的触觉反应异常，则需反复多次强化刺激（图 1-5-4）。

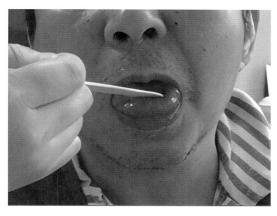

图 1-5-4　压舌板刺激法

（2）发音促进法：让患者将舌尖上抬抵住上齿龈内侧，轻轻回吸，发出"啧啧"的声音或发"兔""肚""怒"的音。

（3）舌尖上下运动交替法：让患者将舌尖向上抵住上齿龈，接着向下抵住下齿龈，上下交替运动，重复数次。

5. 舌左右运动训练

（1）舌肌训练器法：治疗师用舌肌训练器吸住患者舌头，轻轻牵拉做双向绕唇运动。

（2）舌尖舔物法：治疗师将棒棒糖或棉棒置于患者唇角两侧，要求患者用舌尖舔棒棒糖或棉棒，重复数次。

（3）食物转送法：治疗师将口香糖或饼干放进患者嘴里，要求其咀嚼时将食物转运到一侧臼齿处，再转运到另一侧臼齿处，两侧轮流咀嚼，重复数次。

（二）操作步骤

（1）取得患者的配合并准备好所需物品。

（2）根据患者舌运动功能情况，选择合适的训练方法。

（3）训练时根据不同个案调整难度（次数、强度）。

（4）在操作过程中注意与患者互动沟通并严密观察患者的各种异常表现。

（5）及时处理各种训练工具并完成训练记录。

五、注意事项

（1）治疗师注意保护自己，防止被患者咬伤手指。

（2）使用舌肌训练器时，不可暴力，拉伸时注意避免拉伤舌肌；左右摆动时注意保护舌系带，避免被门牙割伤。

（3）对于合并吞咽困难的患者，为保证口香糖或饼干不被误咽，将口香糖或饼干放入纱布袋内，用线绳扎紧，揪住线绳，防止滑落入咽部。

舌运动障碍
治疗技术

（王　璇）

第六节　软腭功能障碍治疗技术

一、概述

软腭功能障碍治疗技术是利用触觉和本体感觉，通过协助和自助的手段加强软腭肌力，促进腭咽闭合，从而促进正确的言语运动产生，提高语音清晰度的治疗技术。

二、适应证与禁忌证

1. 适应证
各种中枢神经系统、周围神经系统损伤或病变等导致的软腭解剖结构保留，但感觉或功能受损。

2. 禁忌证
口腔溃疡、腭裂术后尚未愈合、意识障碍或不配合者。

三、设备和用具

纸巾、泡泡、蜡烛、哨子、喇叭、鼻夹、冰冻棉棒等。

四、操作方法与步骤

（一）操作方法

1. 口鼻呼吸分离法
患者闭口用鼻子吸气，再捏住鼻子用口呼气。逐渐增加呼气的时间，在呼气时

尽可能长时间地发 /s/、/f/ 等摩擦音，但不出声音。熟练掌握后，呼气时同步发音，坚持 10s。若患者不能执行指令，则治疗师可捏住患者嘴唇，迫使其用鼻子吸气，再捏住患者鼻孔，迫使其用嘴呼气，交替做 2~3min。

2. 克服鼻音化训练

（1）推撑疗法

①让患者坐在有背部支撑的椅子上，双臂伸直去推前方稳定的桌子；在推的同时说出"一、二、三、四、五"。

②双手合掌：患者双手十指相对，深呼吸；对掌的同时说出"一、二、三、四、五"。

③一人推患者最有力的手，用力互推的同时患者说出"一、二、三、四、五"。

（2）引导气流法：让患者吹泡泡、吹蜡烛、吹喇叭、吹哨子等，若出现鼻漏气的现象，可用鼻夹夹住患者两侧鼻翼，辅助封堵鼻腔。也可用一张中心有洞或画有靶心的纸，用手拿着接近患者的嘴唇，让患者通过发"屋"声去吹洞或靶心。当患者持续发音时，把纸慢慢向远处移，一方面可以引导气流，另一方面可以训练患者延长吹气。

3. 发音促进法

连续发短促音节 /ka/、/ga/、/ke/、/ge/ 等舌根音。重复数次。

4. 漱口法

让患者口里含一口水仰头模仿漱口动作，每次坚持 5s，重复数次。

5. 冷刺激腭弓

用压舌板压住患者舌头，暴露软腭，嘱患者发 /a/ 音并观察软腭运动，用冰冻棉棒快速自内向外、自下而上地划过软腭。

（二）操作步骤

（1）取得患者的配合并准备好所需物品。

（2）根据患者软腭运动功能情况，选择合适的训练方法。

（3）训练时根据不同个案调整难度（次数、强度）。

（4）在操作过程中注意与患者互动沟通并严密观察患者的各种异常表现。

（5）及时处理各种训练工具并完成训练记录。

五、注意事项

（1）进行口鼻呼吸分离法时，在呼气前要停顿，以免过度换气。

软腭运动功能
障碍治疗技术

（2）进行推撑疗法时，发 / a / 音要短促有力。

（3）进行漱口法时需排除患者有吞咽功能障碍，以防发生误吸。

（王　璇　于　瑞）

第七节　喉功能障碍治疗技术

一、概述

喉功能障碍治疗技术是通过调整与喉发声相关的行为，使喉发声功能恢复或接近正常，最大限度满足个人用嗓需求的治疗技术。

二、适应证与禁忌证

1. 适应证

各种中枢神经系统损伤或病变、周围神经系统损伤或病变等导致的声带内收障碍。

2. 禁忌证

中央型声带麻痹。

三、设备和用具

靠背椅，可视音高训练仪或构音障碍诊治仪，钢琴或电子琴等。

四、操作方法与步骤

（一）操作方法

1. 放松训练法

痉挛型构音障碍患者往往有咽喉肌群紧张，同时肢体肌张力也增高，通过放松肢体的肌紧张可使咽喉部肌群也得到相应的放松。头下垂再缓慢后伸使头部肌肉放松。顺时针与逆时针转颈使颈部肌肉放松。上、下唇紧闭与张开，上、下颌左右移动。耸肩 10 次，使肩部肌肉放松。

2. 克服费力音训练

（1）打哈欠伴发声：要让患者体会到轻松的打哈欠状态，并在该状态下发声；在打哈欠的呼气相同时说词和短句（从简单的单音 /ɑ/、/hɑ/ 等，到单词，再到短句）。

（2）放松伴发声：以头颈部为中心放松，让患者由前向后缓慢转头，同时发声。

（3）咀嚼发声：患者咀嚼时从不发声到发声。

（4）消除硬起音：叹气时发 /h/ 音。

3. 语调音量训练

（1）语调训练

①发音：指出患者的音调问题，指导患者发音由低到高或由高到低。

②唱音阶：让患者跟随乐器的音阶变化唱出音阶。如果患者不能唱完整的 1 个音阶，可集中训练 3 个不同的音高，以后再逐渐扩大音高范围。可唱任何韵母，或声母韵母连起来唱。

③仪器训练：用可视音高训练仪帮助训练，患者可以通过仪器监视器上曲线的升降调节音高。

④复述、朗读短感叹句、疑问句、命令句等。

（2）音量训练：

①治疗师数数 1~5/6~10 时，音量由小逐渐增大；再由大逐渐减小，音量一大一小交替，患者模仿。指导患者强有力地呼吸并延长呼气的时间。

②发韵母，音量由小到大，再由大到小，大小音量交替。

③在复述练习时鼓励应用最大音量，治疗师逐步拉长与患者的距离，直到治疗室可容下的最长距离。鼓励患者让声音充满房间。提醒患者尽可能地放松，深呼吸。

④可使用具有监视器的语言训练器，患者在发音时观看监视器的图形变化训练和调节发音的音量。

4. 励 – 协夫曼言语治疗

励 – 协夫曼言语治疗（Lee Silverman Voice Treatment，LSVT）是一种针对帕金森病患者言语障碍的治疗方法。治疗训练包括重复式发音训练（每周相同）和阶梯式发音训练（每周不同）。

（1）重复式发音训练：①任务一是尽可能长时间发韵母"ɑ---"；②任务二是尽可能扩大发声频率范围，由低调 – 高调 – 低调发韵母"ɑ----"；③任务三是尽可能大声朗读 10 个生活用词。

（2）阶梯式发音训练：a. 第一周是单词和短语的训练；b. 第二周是句子的训练；c. 第三周是文章阅读的训练；d. 第四周是日常交谈的训练。

（二）操作步骤

（1）取得患者的配合并准备好所需物品。

（2）根据患者喉发声功能情况，选择合适的训练方法。

（3）在训练时根据不同个案调整难度（次数、强度）。

（4）在操作过程中注意与患者互动沟通并严密观察患者的各种异常表现。

（5）及时处理各种训练工具并完成训练记录。

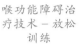

喉功能障碍治疗技术－放松训练　　喉功能障碍治疗技术－克服费力音

五、注意事项

（1）在训练时要循序渐进，音量不要过大，避免损坏声带。

（2）LSVT训练前患者必须要接受喉部检查。如果患有声带小结、胃食管反流、喉癌等疾病，则不适合进行此训练。

（王　璇　陈　艳）

第八节　发音训练技术

一、概述

发音训练技术是采用听、视、发音等方式对中枢神经系统、周围神经系统损伤或病变导致的发音异常进行治疗的方法。

二、适应证与禁忌证

1. 适应证

发音异常。

2. 禁忌证

严重心脏病患者、体弱者。

三、设备和用具

录音机、节拍器、镜子、笔、纸等。

四、操作方法与步骤

（一）操作方法

1. 做无声的构音运动

如双唇闭合、舌上抬、鼓腮、龇牙等。

2.轻声引出靶音

先训练发韵母，然后发声母；声母先由双唇音开始，如 /b/、/p/、/m/、/f/ 等。待能发声母后，训练将已掌握的声母与韵母相结合，如 /ba/、/pa/、/ma/、/fa/。

3.利用视觉反馈纠错

通过画图、照镜子等让患者了解发音部位和机制，指出其主要问题所在，并告知其准确的发音部位。

4.语音分辨

通过口述或放录音，也可采取小组训练的形式，由患者说一段话，让患者评议，患者分辨错音，治疗师协助纠正。

（二）操作步骤

（1）取得患者的配合并准备好所需物品。

（2）根据患者构音障碍的情况，选择合适的训练方法。

（3）训练时根据不同个案调整难度（次数、强度）。

（4）在操作过程中注意与患者互动沟通并严密观察患者的各种异常表现。

（5）及时处理各种训练工具并完成训练记录。

（三）声母发音音位及组合

1.唇音：/b/、/p/、/f/、/m/

（1）/b/：发音时，双唇紧闭，阻碍气流，然后双唇突然放开，让气流冲出，读音轻短。

单音节词：八、笔、不、布、白、背、抱、豹、表、斑、奔、边、蹦、冰。

双音节词（前）：爸爸、巴士、壁虎、鼻子、比赛、步行、摆动、白纸、贝壳、背心、报纸、宝石、别针、标枪、斑马、扳手、辫子、冰棒、宾馆、冰块。

双音节词（后）：面包、书包、城堡、冰棒、铅笔、手表、蜡笔、扫把、黑板、墙壁、跑步、翅膀。

三音节词（前）：芭蕾舞、玻璃杯、不高兴、白萝卜、北极熊、暴风雪、保龄球、保险柜、办公室、变魔术、冰激凌。

三音节词（中）：小宝宝、电冰箱、红鼻子、一百岁、铅笔盒、蹦蹦跳、流鼻涕。

三音节词（后）：跷跷板、胡萝卜、金奖杯、大水坝、拖地板、水彩笔。

（2）/p/：发音时，双唇紧闭，阻碍气流，然后双唇突然放开，气流迸出成音。

单音节词：爬、坡、皮、牌、抛、撇、票、盘、盆、片、胖、砰、瓶。

双音节词（前）：耙子、皮肤、皮鞋、比萨、葡萄、排球、泡沫、瓢虫、盘子、喷嚏、频道、螃蟹、朋友、苹果。

双音节词（后）：花瓶、车票、山坡、刀片、卡片、手帕、果盘、雨披、气泡、算盘、奶瓶、照片。

三音节词（前）：怕游泳、皮沙发、葡萄干、蒲公英、配对儿、喷水池、胖老鼠、平底鞋。

三音节词（中）：乒乓球、擦皮鞋、扔皮球、红苹果、好朋友、橡皮擦、打喷嚏、吹泡泡。

三音节词（后）：洗脸盆、绿草坪、开大炮、扑克牌、鱼鳞片、电灯泡、玻璃瓶。

（3）/f/：发音时，上齿触下唇形成窄缝，让气流从缝中挤出来，摩擦成声。

单音节词：发、孵、飞、帆、饭、分、方、缝、风。

双音节词（前）：肥皂、帆船、饭碗、分数、粉碎、放假、房屋、风车、蜂窝、发烧、发言、斧头、浮起、父子、飞跑、飞机。

双音节词（后）：沙发、蜜蜂、吃饭、楼房、头发、衣服、包袱、蝙蝠、裁缝、信封、黄蜂、咖啡。

三音节词（前）：发脾气、服务员、飞行员、番茄酱、反义词、分蛋糕、放风筝。

三音节词（中）：长方形、马蜂窝、消防车、理发师、护肤品、大斧头、射飞镖。

三音节词（后）：叠衣服、施化肥、白米饭、短头发、龙卷风、晚礼服、刮大风、烫头发。

（4）/m/：发音时，双唇紧闭，舌后缩，气流从鼻腔出来，打开嘴，声带颤动。

单音节词：妈、马、猫、哞、咩、喵、满、门、面、忙、梦。

双音节词（前）：慢跑、蚂蚁、蘑菇、米饭、蜜蜂、木马、玫瑰、毛巾、帽子、毛衣、鳗鱼、面包、蟒蛇、名单、妈妈。

双音节词（后）：小猫、玉米、眉毛、草莓、字母、大米、柠檬、积木、睫毛、大门。

三音节词（前）：摩托车、牧羊人、美人鱼、猫头鹰、毛线衣、面包师、毛毛虫。

三音节词（中）：花蘑菇、戴帽子、哈密瓜、大拇指、小木屋、三明治、小木桥、织毛衣、小蚂蚁。

三音节词（后）：小花猫、搭积木、大熊猫、大沙漠、癞蛤蟆。

2. 舌尖音

（1）舌尖前音：/z/、/c/、/s/

① /z/：发音时，舌尖抵住上门齿背，阻碍气流，让较弱的气流冲开舌尖阻碍，从窄缝中挤出，摩擦成音。

单音节词：籽、足、走、贼、早、脏、坐、嘴、钻。

双音节词（前）：嘴唇、祖母、姿势、早餐、再见、杂志、杂技。

双音节词（后）：写字、袜子、橘子、张嘴、肥皂、洗澡、脖子、桌子、盘子、红枣、菜籽。

三音节词（前）：总经理、自行车、自来水、字母表、在下面。

三音节词（中）：牛仔裤、电子琴、大嘴巴、打字机、出租车、写字台。

三音节词（后）：香瓜子、绿帽子、葵花子、大肚子、长辫子、竹篮子。

②/c/：发音时，舌尖抵住上门齿背，阻碍气流，让较强的气流从缝中挤出，摩擦成音。

单音节词：错、村、窜、刺、草、猜、擦。

双音节词（前）：丛林、磁带、厕所、草坪、草莓、餐具、仓库、彩虹、村庄、脆瓜。

双音节词（后）：青菜、相册、机舱、花丛、除草、吃草、菠菜、做操、洋葱、烟囱。

三音节词（前）：侧手翻、藏起来、草丛里、残疾人、财宝箱、擦黑板。

三音节词（中）：茅草屋、快餐店、小刺猬、割草机、稻草人。

三音节词（后）：练体操、黑板擦、灌木丛、大鱼刺、大白菜、捉迷藏、卷心菜。

③/s/：发音时，舌尖接近上门齿背，留出窄缝，气流从舌尖的窄缝中挤出，摩擦成音。

单音节词：锁、蒜、四、撕、森、扫、三。

双音节词（前）：松鼠、丝带、僧人、森林、色彩、扫帚、三十、塞子、锁匠、算术、素菜。

双音节词（后）：铁锁、菩萨、寺僧、喷洒、芦笋、咳嗽、大蒜、厕所、雨伞、麦穗。

三音节词（前）：酸乳酪、三角形、洒水车。

三音节词（中）：耸耸肩、螺丝钉、金丝猴、红丝带、调色板、小松鼠、计算器。

三音节词（后）：降落伞、方形锁、足球赛、粉红色。

（2）舌尖中音：/d/、/t/、/n/、/l/

①/d/：发音时，舌尖抵住上牙床，憋住气流后突然放开，气流从口腔进出，爆发成音。

单音节词：大、地、读、嗲、队、刀、豆、丢、爹、蛋、蹲、店、灯、钉。

双音节词（前）：打盹、地毯、地球、滴水、读书、袋子、袋鼠、刀片、斗篷、跌倒、雕像、吊床、钓鱼、蛋糕、弹弓、蛋黄、垫片、电话、电影、锻炼、动物、灯塔、凳子。

双音节词（后）：草地、板凳、花朵、山洞、子弹、台灯、鸡蛋、剪刀、弟弟、蝴蝶、土豆、字典。

三音节词（前）：打喷嚏、打哈欠、大猩猩、打招呼、稻草人、斗牛士、钓鱼竿、单簧管、电话亭、电视机、动物园。

三音节词（中）：手电筒、吹笛子、鸡蛋壳、打电话、干电池、温度计、运动鞋、邮递员、大蛋糕。

三音节词（后）：日光灯、大耳朵、小图钉、塑料袋、水果刀、大蚕豆、小蝌蚪、杂货店、花蝴蝶。

②/t/：发音时，舌尖抵住上牙床，憋住气后，突然离开，气流从口中迸出。

单音节词：她、剃、蹄、拖、抬、推、腿、头、跳、碳、甜、舔、糖、藤、停。

双音节词（前）：梯子、土豆、兔子、拖把、鸵鸟、拖鞋、太阳、桃子、套装、谈话、头痛、投篮、头盔、铁锤、跳舞、糖果、吞药、天鹅、甜点、堂姐、汤勺、天气。

双音节词（后）：枕头、木头、外套、葡萄、沙滩、手套、楼梯、舌头、蜻蜓、抽屉、舞台、樱桃、话筒。

三音节词（前）：拖拉机、太阳镜、推土机、贴胶布、调味品、糖果店、听诊器。

三音节词（中）：小提琴、摩托车、一条鱼、手推车、梳头发、猫头鹰、固体胶、脚踏车、白天鹅。

三音节词（后）：垃圾桶、乘电梯、创可贴、小白兔、口香糖、火车头、炸薯条、热鸡汤、吃面条。

③/n/：发音时，舌尖抵住上牙床，气流从鼻腔通过，同时冲开舌尖的阻碍，声带颤动。

单音节词：拿、你、女、奶、牛、鸟、男、娘、暖、拧。

双音节词（前）：那里、泥浆、女孩、女儿、女装、奶酪、纽扣、牛仔、尿布、鸟窝、南瓜、男孩、南极、男人、您好、年历、农场、柠檬。

双音节词（后）：奶牛、小鸟、奶奶、蜗牛、电脑、黄牛、新娘、鸵鸟。

三音节词（前）：女警察、女演员、内衣裤、挠痒痒、纽扣孔、柠檬水。

三音节词（中）：指南针、玩泥巴、老农民、斗牛士、牵牛花、大南瓜、小鸟飞。

三音节词（后）：扭一扭、啄木鸟、女伴娘、小胶囊、挤牛奶、布谷鸟。

④/l/：发音时，嘴唇稍开，舌尖抵住上牙床，声带颤动，气流从舌尖两边流出。

单音节词：漏、六、零、乐、链、梨、冷、脸、狼、蓝、来、乱、驴、鹿。

双音节词（前）：拉链、骆驼、萝卜、轮胎、轮船、旅馆、路牌、楼梯、龙虾、领带、淋浴、邻居、猎豹、聊天、凉鞋、练习、力量、礼物、篱笆、雷声、老鼠、老师、老虎、老板、榔头、懒惰、篮球、喇叭。

双音节词（后）：波浪、蟑螂、日历、菠萝、色拉、可乐、生梨、打雷、树林、窗帘、眼泪、恐龙、月亮。

三音节词（前）：溜溜球、铃铛响、晾衣服、理发师、老爷车、旅游鞋、录像带。

三音节词（中）：拖拉机、吹喇叭、水龙头、拉拉手、菜篮子、溜溜球、大轮船、爬楼梯。

三音节词（后）：行军礼、小精灵、小海螺、金项链、黄鼠狼、大石榴、冰激凌、按门铃、小毛驴。

（3）舌尖后音 /zh/、/ch/、/sh/、/r/

①/zh/：发音时，舌尖上翘，抵住硬腭前部，有较弱的气流冲开舌尖阻碍，从缝中挤出，摩擦成音。

单音节词：针、摘、追、抓、猪、肘、粥、钟、织。

双音节词（前）：装鬼、砖头、爪子、猪圈、皱褶、植物、蜘蛛、珍珠、照片、帐篷、蟑螂、章鱼、蚱蜢、栅栏、桌布。

双音节词（后）：西装、闹钟、手掌、口罩、风筝、车站、别针、爆竹、爆炸、雨珠、印章、蚊帐、书桌、蚂蚱。

三音节词（前）：正方形、遮阳伞、照相机、钟点工、指甲油、指挥棒、直升机、之字形。

三音节词（中）：石柱子、扛桌子、点炸弹、听诊器、拍照片。

三音节词（后）：柠檬汁、看报纸、加油站、吹蜡烛、一头猪、大头针。

②/ch/：发音时，舌尖上翘，抵住硬腭前部，有较强的气流冲开舌尖阻碍，从缝中挤出，摩擦成音。

单音节词：臭、虫、尺、橙、车、巢、长、馋、叉、吹、床、船。

双音节词（前）：衬衫、出口、冲浪、尺子、吃药、城市、城堡、车站、长袍、长凳、铲子、茶壶、吹气、床垫、窗子、厨房。

双音节词（后）：直尺、牙齿、小丑、香肠、铁锤、绿茶、警察、火柴、广场、帆船、电车、嘴唇、电池、卡车、划船。

三音节词（前）：吃香蕉、称体重、长颈鹿。

三音节词（中）：小池塘、小茶杯、吸尘器、停车场、润唇膏、擦窗户、白衬衫、小锄头。

三音节词（后）：飞机场、游泳池、婴儿床、刷牙齿、公交车、大风车、大铁锤、自行车。

③ /sh/：发音时，舌尖上翘，靠近硬腭前部，留出窄缝，气流从窄缝中挤出，摩擦成音。

单音节词：双、刷、树、瘦、手、绳、蛇、山、傻、沙。

双音节词（前）：水仙、水手、水管、数学、蔬菜、梳子、手套、手臂、视力、十七、生病、绅士、身体、伸手、射箭、少年、勺子、上课、商店、扇子、闪电、山洞、沙发、色子、睡觉。

双音节词（后）：跳水、喝水、衬衫、看书、袋鼠、花生、老鼠、河水、墨水、护士、拍手、浇水。

三音节词（前）：睡着了、摔跟头、漱口水、售货员、手电筒、收音机、伸懒腰。

三音节词（中）：小树苗、魔术师、驾驶员、电视机、大狮子、潜水艇、看手表、直升机。

三音节词（后）：握握手、烧开水、男医生、电风扇、吹口哨、眼镜蛇、红宝石、洗发水。

④ /r/：发音时，舌尖上翘，靠近硬腭前部，留出窄缝，嗓子用力发音，气流从窄缝中挤出，摩擦成音，声带颤动。

单音节词：扔、人、热、嚷、蕊、软、入、肉、绒、日。

双音节词（前）：润湿、肉片、绒线、日历、日出、人们、热狗、燃烧。

双音节词（后）：雪人、男人、虾仁、女人、土壤、肌肉、落日、猪肉、花蕊。

三音节词（前）：扔垃圾、人力车、热水瓶、热气球。

三音节词（中）：仙人掌、美容院、烤肉架、单人床、羊绒衫。

三音节词（后）：外国人、毛茸茸、核桃仁、稻草人、大巨人、西瓜瓤。

（3）舌面音 /j/、/q/、/x/

① /j/：嘴巴咧开，舌头抬起，舌面前部抬起，贴近硬腭前端，然后放松一点，形成窄缝，让气流从中间挤出来。

单音节词：鸡、锯、架、九、接、脚、金、溅、剪、肩、井。

双音节词（前）：积木、肌肉、菊花、橘子、加法、家具、睫毛、结婚、戒指、教堂、交通、脚跟、金鱼、减法、剪刀、镜子、警察、奖品、降雪、降雨。

双音节词（后）：飞机、辣椒、打架、台阶、毛巾、盔甲、母鸡、水井、弓箭、啤酒、宝剑、簸箕。

三音节词（前）：鸡蛋壳、机器人、计算机、加油站、救护车、救火车、脚踏车、金字塔、紧衣服、剪头发、卷毛狗、卷心菜、降落伞。

三音节词（中）：三角形、笔记本、长颈鹿、照镜子、餐巾纸、五角星、工具箱、光脚丫。

三音节词（后）：缝纫机、解放军、望远镜、温度计、照相机、电话机、番茄酱、黄香蕉、剪胶卷。

② /q/：发音时，舌面前部贴住硬腭，气流冲破舌根的阻碍，摩擦成音。

单音节词：请、圈、群、亲、桥、缺、切、球、旗、七。

双音节词（前）：墙纸、青蛙、蜻蜓、拳头、签名、铅笔、裙子、芹菜、蚯蚓、七十、汽车、企鹅、气球。

双音节词（后）：油漆、大桥、铁锹、下棋、气球、足球、麻雀、钢琴、手枪、红旗、番茄。

三音节词（前）：情人节、庆祝会、潜水艇、跷跷板、巧克力、曲线图、去拿来、汽车道。

三音节词（中）：打拳击、机器人、矿泉水、荡秋千、转圈圈。

三音节词（后）：吹口琴、连衣裙、游泳圈、打篮球、呼啦圈、手风琴、踢足球、滚雪球、竹牙签。

③ /x/：发音时，舌尖抵住下门齿，舌面前部抬高靠近硬腭，形成窄缝，气流从缝中挤出，摩擦成音。

单音节词：熊、香、信、笑、鞋、虾、洗。

双音节词（前）：兄弟、香肠、项链、橡皮、形状、星星、行李、训练、新娘、小丑、校车、小孩、雪橇、谢谢、休息、鞋带、袖口、下巴、洗澡、膝盖、犀牛。

双音节词（后）：滑雪、微笑、冰箱、献血、螃蟹、龙虾、学校、下雪、星星、大象、皮鞋。

三音节词（前）：向日葵、仙人掌、驯养员、信号灯、小精灵、小提琴、消防队、写封信、吸尘器、西红柿。

三音节词（中）：切西瓜、屈膝盖、系鞋带、滑翔机、小香肠、马戏团、堆雪人、飞行员。

三音节词（后）：黑猩猩、风筝线、椭圆形、大龙虾、黄背心、正方形、北极熊、运动鞋、电冰箱。

（4）舌根音 /g/、/k/、/h/

①/g/：发音时，舌根前部抵住软腭阻碍气流，让气流冲破舌根的阻碍，爆发成音。

单音节词：嘎、骨、给、鬼、高、狗、根、棍、罐。

双音节词（前）：鸽子、鼓手、果酱、龟板、规则、糕点、高兴、篝火、狗窝、拐杖、橄榄、干草、钢琴、罐头、冠军、公路。

双音节词（后）：糖果、饼干、唱歌、王冠、西瓜、蘑菇、哥哥、小狗、蛋糕、树根。

三音节词（前）：割草机、呱呱呱、过大桥、高尔夫、盖被子、高脚杯、高脚凳、感恩节、橄榄球、灌木丛。

三音节词（中）：玫瑰花、小果冻、肉骨头、老公公、大公鸡、讲故事。

三音节词（后）：易拉罐、挤牙膏、吃苹果、敲小鼓、金鱼缸、小乌龟、绿黄瓜、小白鸽。

②/k/：发音时，舌根前部抵住上软腭，阻碍气流，让气流冲破舌根的阻碍，迸发成音。

单音节词：渴、哭、跨、开、烤、口、快、炕、筐。

双音节词（前）：卡车、咳嗽、客人、骷髅、裤子、跨栏、开关、葵花、口红、快艇、筷子、昆虫、恐龙、孔雀。

双音节词（后）：头盔、短裤、坦克、纽扣、水坑、相框、车库、天空、手铐、贝壳、煤块、冰块。

三音节词（前）：卡丁车、烤面包、口香糖、看门狗、宽松的、狂欢节。

三音节词（中）：空空的、巧克力、钻孔机、夹克衫、后空翻、长筷子。

三音节词（后）：看一看、大声哭、向日葵、牛仔裤、钥匙扣、挖鼻孔。

③/h/：发音时，舌根抬高接近软腭，形成窄缝，气流从缝中挤出，摩擦成音。

单音节词：鹤、湖、花、火、海、黑、好、厚、坏、喊、航、欢、红、黄。

双音节词（前）：河马、河狸、蝴蝶、狐狸、画画、花环、火鸡、火柴、海龟、害虫、海洋、灰熊、猴子、汉堡、婚礼、欢迎、黄蜂、皇冠、黄金。

双音节词（后）：女孩、老虎、问号、窗户、大海、耳环、彩虹、荷花、口红、壁虎、银行。

三音节词（前）：呼啦圈、胡萝卜、滑翔机、花生酱、火烈鸟、火车头、害羞的、黄鼠狼。

三音节词（中）：滑滑梯、大灰狼、烟灰缸、笑哈哈、电话机、西红柿、宇航员、救护车。

三音节词（后）：电水壶、音乐盒、大红花、打电话、金丝猴、连环画、铅笔盒。

发音训练技术

五、注意事项

在训练发音之前，一定要依据构音检查中构音类似运动的检查结果，掌握了靶音构音类似运动后，才能进行该音的训练。

（王　璇　谢武颖）

第二章

失　语　症

第一节　评定技术

一、失语症筛查

（一）定义

熟练筛查并判断患者是否属于失语症、构音障碍或认知障碍引起的交流困难。

（二）适应证与禁忌证

1. 适应证

有语言交流困难的患者。

2. 禁忌证

没有康复欲望的，处于急性期或者病情不稳定、全身状态不佳、病情进展期的患者。

（三）设备和用具

汤匙铅笔测验量表、（不锈钢或塑料）汤匙、削尖的带橡皮擦的铅笔。

（四）操作方法与步骤

1. 操作方法

失语症测验又称汤匙铅笔测验（spoon-pencil test）。是为床边检查而设计的，用以鉴别诊断表达性或接受性语言障碍，并且可以用于测验任何失语症的患者，测验的工具只有汤匙、削尖的带橡皮擦的铅笔。

（1）表达性语言测验（问患者下面的问题）

①汤匙：

a. 这个叫什么？

b. 它是什么颜色的？

c. 它是用什么做的？

d. 它有什么作用？

e.（柄）这部分叫什么？

②铅笔：

a. 这个叫什么？

b. 它是什么颜色的？

c. 它是用什么做的？

d.（橡皮擦部分）这个又叫什么？

e. 橡皮擦是什么颜色的？

f. 橡皮擦是用什么做的？

g.（笔尖）这个叫什么？

h. 铅笔有什么作用？

（2）接受性语言测验

①测验时只要患者指出问题的答案即可。

②测验的问题：

a. 铅笔是哪一个？

b. 汤匙是哪一个？

c. 哪一支是黄色（铅笔颜色，无指定）的？

d. 哪一支较长？

e. 哪一支较硬？

f. 你用哪一支吃饭？

g. 哪一支是用木头做的？

h. 你用哪一支写字？

i. 哪一支有手把？

j. 哪一支较软？

k. 哪一支带有橡皮擦？

l. 哪一支是用不锈钢（或塑料）做成的？

m. 在餐厅你用哪一支？

n. 在学校你用哪一支？

o. 记笔记时你用哪一支？

p. 你用哪一支喂小孩吃饭？

q. 哪一支有一部分是用橡皮做成的？

r. 哪一支比较短？

2. 操作步骤

（1）取得患者的配合并准备好所需物品。

（2）能熟练按照评估的要求摆放好工具。

（3）能熟练使用量表，检查时指令说明正确。

（4）能准确分析测验结果，为患者的后续治疗提供帮助。

3. 得分的解释

（1）非失语症患者，无精神上的缺陷或迟钝，对于表达性和接受性语言测验都能做得很好。

（2）有明显精神障碍的患者，测验结果往往会出现 1~2 个错误。

（3）有 3~4 个错误，表示有可能存在语言障碍，如有 4 个以上的错误，便是有明显的语言障碍。

（4）表达性语言测验，可区分运动性失语症和健忘性失语症。

（5）在测验过程中，表达性语言测验和接受性语言测验成绩要互相比较。如两种均有相等程度的缺损，系有中心性的缺损而影响表达性及接受性语言功能。

（6）严重的表达性失语症，伴有轻微的接受性语言障碍，表示传统的运动性失语症。

（7）如表达性语言功能完好，但接受性语言测验结果较差，可能是听觉系统出现了问题，而非真正的语言中枢损伤。

（五）注意事项

1. 检查环境
选择安静的房间，避免干扰。

2. 准备工作

（1）在充分了解患者的背景资料后，根据患者的情况，事先计划检查内容（包括用具）和检查顺序。

（2）检查前应对患者及其家属说明检查目的、要求及主要内容，以取得同意及充分合作。

3. 注意事项

（1）检查要在融洽的气氛中进行，在检查过程中注意观察患者的状态，如是否合作、是否疲劳等。

（2）在检查过程中不要随意纠正患者的错误反应，给患者充分的时间回答，不要太急促。

（3）在检查过程中问问题时发音应清楚，慢慢问，不仅要记录患者反应的正误，还应该记录患者的原始反应（包括各种错语、手势、体态语、书写表达等）。

（4）患者身体不佳、体力不支时，不得勉强患者继续做检查。

失语症筛查－
汤匙－铅笔
测验

二、汉语标准失语症检查法

（一）概述

汉语标准失语症检查法是通过各种语言测验方法明确失语症的类型和不同语言方式损害的水平与程度，评价语言加工模块受损和保留信息的方法。此检查包括两部分内容，第一部分通过患者回答12个问题了解其语言的一般情况，第二部分由9个大项目组成，包括听理解（Ⅰ）、复述（Ⅱ）、说（Ⅲ）、出声读（Ⅳ）、阅读理解（Ⅴ）、抄写（Ⅵ）、描写（Ⅶ）、听写（Ⅷ）和计算（Ⅸ），一共30个分项目。

（二）适应证与禁忌证

1. 适应证

由脑血管病、脑外伤、脑肿瘤、颅内感染等原因引起的失语症。

2. 禁忌证

处于急性期或病情不稳定、全身状态不佳、病情进展期的患者。

（三）检查用具

记录用表（包括计算题纸）、图册、词卡、实物、铅笔（在文字检查时提示用）。

（四）操作方法与步骤

1. 听理解

（1）检查名词、动词、句子

①方法：将检查图册翻到需要的页面，检查者说："我说一个词，请指出是哪个图"，同时注意患者反应的时间及如何回答，回答的时间限制在15s内。15s内答错或大于15s无反应就需要提示。提示方法为重复提问1次，要观察及记录患者的反应。

②打分：

6分——完全正确，检查者提出问题后患者在3s内回答正确，患者用非利手或用麻痹侧手时，时间适当延长不减分。

5 分——延迟完全正确，患者在 3s 以内开始反应，15s 内回答正确。

3 分——提示后正答，15s 后不能回答或误答，提示后回答正确。

1 分——误答，15s 后提示回答不正确。

（2）执行口语命令

①方法：把事先准备好的小物品按评价表上的图摆放好，告诉患者要注意听，只说一遍，患者每做完一个题目后，由检查者把物品放回原位，评价表上已用下划线将句子分成数个单位，每一条下划线上的词或者字为一个单位，在患者移动物品时，按单位计算错误。

②打分：

6 分——完全正答，患者在检查者提出问题后 3s 内开始反应，且回答正确，患者用非利手或用麻痹侧手时，时间适当延长不减分。

5 分——延迟完全正确，患者在 3s 后开始反应，15s 内反应正确。

4 分——不完全反应，15s 答出，但有一单位错误（关系的颠倒，附加动作也包括在内）。

3 分——提示后回答。

2 分——提示后不完全反应（提示后同 4 分结果）。

1 分——错答，提示后回答在 2 分以下。

（3）中止标准

中止 a：4 分以下连续答错 5 题。

中止 b：分项目 2 中 6 分和 5 分在 6 题以下，分项目 3 中 6 分和 5 分在 5 题以下。

打分举例：把 剪子 放 在 盘子 里。

①在规定时间内反应（患者拿起钢笔，放在盘子里），这种情况判定为一个单位错误，初次给 4 分，提示后给 2 分。

②患者把剪子放在了梳子旁边，大于两单位错误，需提示，提示后正确给 3 分，提示后错误给 1 分。

2. 复述

（1）检查名词、动词

①方法：检查者用正常的语速讲话，让患者重复，事先要告诉患者注意听，只说一遍，提示方法为再说一遍让患者重述。等待时间为 15s。

②打分：

6 分——3s 内复述正确。

5 分——15s 内复述正确。

4分——15s内复述出，三音节词一音节错，两音节词和一音节词一音节错。

3分——提示后复述正确。

2分——提示后同4分的结果。

1分——提示后反应在2分以下。

（2）检查句子

①方法：基本同复述名词和动词，只是把句子用斜线分成数个单位，两斜线间词组为一单位，一单位错误为不完全反应，大于两单位错误需提示。

②等待时间为30s。

3.说

（1）检查名词、动词

①方法：向患者出示图册，检查者指着图册，同时问"这个是什么？"。动词部分，检查者指图，同时问："这个人或者他（它）在干什么？"要告诉患者用动词来说明，提示要按下文规定的提示音节和语音进行。

②打分

6分——完全正确，3s内回答，正确反应。

5分——延迟回答，3~15s内回答。

4分——15s内回答，不完全反应。

不完全反应——三音节词的一音节错，两音节词和单音节词一音节错。

提示：大于以上错误时需提示。

问题	提示	问题	提示
1.月亮	月	1.喝水	喝
2.电灯	电	2.跳舞	跳
3.鱼	y	3.敲	q
4.火	h	4.穿衣	穿
5.椅子	椅	5.哭	k
6.牙刷	牙	6.写	x
7.楼房	楼	7.睡	sh
8.自行车	自	8.飞	f
9.钟表	钟	9.坐	z
10.西瓜	西	10.游泳	游

有时需推测判断，如把哭/ku/说成故/gu/、呼/hu/可推测为正确，特别是在合并构音障碍时。但当患者所说的词既无声母又无韵母相似，同时又有四声的错误

时，不应记为正确。

3 分——15s 后提示回答。

2 分——提示后不完全反应，经提示后同 4 分结果。

1 分——提示后答错，多于 2 分错误。

（2）画图说明检查

①方法：同名词、动词。

②等待时间：30s。

③打分说明：此项选定一些关键词如下，如患者可以说出关键词，算正答。

序号	关键词
1	男孩（孩子），买药
2	孩子们，堆，雪人
3	水（壶）开了
4	男孩（孩子），洗脸
5	老人，过，人行横道
6	一个人，弹，唱
7	护士，打针
8	小男孩左臂（胳膊、肘、手）被，夹住了
9	男孩（孩子），划船
10	两个孩子（孩子们），讨论（看、商量），图画（书）

打分：

6 分——关键词全部在 10s 内说出。

5 分——关键词全部在 30s 内说出。

4 分——主语、宾语之一错误为不完全反应。

3 分——动词错误，或主语、宾语全错需提示，提示后，回答正确为 3 分。

2 分——提示后同 4 分结果。

1 分——提示后在 2 分以下。

（3）漫画说明检查

①方法：出示漫画图，让患者描述，同时检查者要在图边记录患者说的词语。

②限时 5min。

（4）列举（水果名）

①方法：让患者在 1min 内尽可能多地说出水果的名称。

②等待时间：1min。

③打分：说出一个水果名给一分。

4. 出声读

（1）方法：向患者出示词卡。

（2）打分

6分——完全正确，10s内开始读，且正确。

5分——延迟正答反应，10~30s内开始读，且正确。

4分——不完全反应，30s内开始读，一单位错误（包括一单位中的一个字错误）。

3分——提示后读正确。

2分——提示后反应同4分结果。

1分——提示后反应在2分以下。

5. 阅读理解

（1）检查名词、动词

①方法：向患者出示词卡和图册，让患者先看词卡，然后指出相应的图。

②打分：

6分——3s内回答完全正确。

5分——3~15s内回答正确。

3分——15s后提示回答正确（回答错误或15s后无反应需提示，提示为让患者再看一遍）。

1分——提示后回答不正确。

（2）检查句子

①方法：向患者出示词卡和图册并让患者指出相应的图。

②打分：

6分——10s内回答正确。

5分——10~20s内回答正确。

3分——20s后提示回答正确。

1分——提示后回答错误。

（3）检查执行文字命令

①方法：向患者出示词卡，按词卡上文字指示移动物品，首先要把物品按规定的位置摆好，然后再向患者出示词卡。

②打分：

6分——10s内回答，移动物品正确。

5分——10~20s回答，移动物品正确。

4分——20s内回答，不完全反应（一单位错误包括顺序的颠倒），两单位以上不正确，需提示。

3分——提示后移动物品正确。

2分——提示后错误为两单位错误。

1分——提示后错误多于2分错误。

6. 抄写

（1）检查名词、动词

①方法：向患者出示词卡，嘱患者看好并记住，然后把词卡拿走。

②问题与提示

提示条件：一字词错（正确笔画不足50%），两字词错。提示方法为再看一遍。

不完全反应：一字词书写正确笔画大于50%，两字词一个字错误。

③打分：

6分——3s内反应，抄写正确（非利手或麻痹侧手可适当延长时间，不减分）。

5分——3~15s内反应，抄写正确。

4分——15s内写出，不完全反应。

3分——提示后写出正确。

2分——提示后反应与4分相同。

1分——提示后无反应。

（2）检查句子

①方法：同名词和动词，只是句子用斜线分开数个单位，斜线之间词为一单位。

②问题与提示：一单位错误为不完全反应，两单位以上错误或30s无反应需提示。

③打分：

6分——10s内开始反应，书写正确。

5分——10~30s内开始反应，书写正确。

4分——30s内开始书写，有一单位错误。

3分——提示（重复看词卡）后书写正确。

2分——提示后结果同4分结果。

1分——提示后低于2分结果。

7. 描写

（1）检查名词、动词

①方法：向患者出示原图册并给患者一张白纸，检查者说："这是什么？用文字写出来"。提示条件为一字词所书写的不足提示部分，两字词一个字错误，三字

词两字错或有书写保持时需提示。一字词书写正确部分大于提示部分，两字词一字以上正确，三字词两字以上正确为不完全反应。

②问题与提示

问题	提示	问题	提示
1.电灯	冂 / 火	1.跳舞	𧾷 / 𠂉
2.月亮	丿 / 亠	2.喝水	口 / 丨
3.楼房	木 / 户	3.睡	目
4.自行车	丿 / 彳 / 乚	4.飞	乀
5.钟表	钅 / 丰	5.坐	人人
6.牙刷	匚 / 尸	6.写	冖
7.椅子	木 / 了	7.哭	口口
8.鱼	𠂊	8.敲	高
9.火	丶	9.穿衣	穴 / 亠
10.西瓜	冂 / 厂	10.游泳	氵 / 氵

注：如患者把电灯写成灯，楼房写成楼，钟表写成钟或表，喝水写成喝酒，睡写成睡觉，为正确反应

③打分：

6 分——10s 内开始写且正确。

5 分——10~30s 内开始写且正确。

4 分——30s 后开始写，不完全正确。

3 分——提示后书写正确。

2 分——提示后不完全正确。

1 分——提示后低于 2 分标准。

（2）检查画面描写

①方法：向患者出示图册，让患者用一句话描述检查者指出的图，此处规定了一些关键词，按关键词书写的正确与否给分。

②提示为让患者再看一下图。

问题	关键词
1.孩子们堆了一个大雪人	孩子们，堆，雪人
2.男孩付钱买药	男孩（孩子），买药
3.护士准备给男孩打针	护士，打针

问题	关键词
4. 小男孩的左臂被车门夹住了	小男孩，手，被，夹住了
5. 男孩子在湖上划船	孩子，划船
6. 一个男演员边弹边唱	一个人（演员），弹，琴（吉他）
7. 水开了	水（壶），开了
8. 男孩洗脸	男孩（孩子），洗脸
9. 两个孩子在讨论书上的图画	两个孩子（男孩们），讨论（看/商量）图画，书
10. 老人拄着拐杖独自过人行横道	老人，过，马路（人行横道）

③打分：

6分——15s内开始写，关键词书写正确。

5分——15~30s内开始写，关键词书写正确。

4分——30s内开始写，不完全反应（主语或宾语之一不正确）。动词描写不正确，主语和宾语两成分错时需提示。

3分——提示后回答正确。

2分——提示后描写，不完全反应。

1分——提示后低于2分标准。

（3）检查漫画描写

①方法：向患者出示图册中的漫画（图2-1-1），嘱患者按漫画的意思写出来，基本含义包括撞、起包、锯、高兴等。

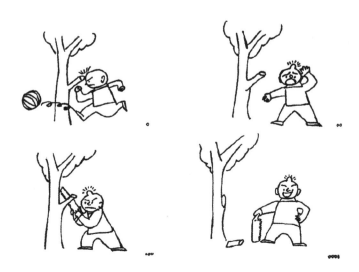

图2-1-1　撞、起包、锯、高兴

②打分

6分——基本含义包括（撞、起包、锯、高兴等），无语法错误。

5分——基本含义包括，有少许语法错误。

4分——3个图基本含义包括，有一些语法错误。

3分——2个图基本含义正确，有许多语法错误。

2分——1个图基本含义正确，只用单词表示。

1分——完全错误。

8. 听写

（1）检查名词、动词

①方法：给患者一张白纸，告诉患者，"请将我说的话写下来"。

②问题与提示：一字词错（正确笔画不足50%），两字词全错，提示为再说一遍；不完全反应：两字词一字不正确，一字词书写正确笔画大于50%。

问题	提示	问题	提示
1. 楼房	木 / 户	1. 写	冖
2. 钟表	钅 / 丰	2. 游泳	氵 / 氵
3. 电灯	门 / 火	3. 敲	高
4. 月亮	丿 / 亠	4. 跳舞	𧾷 / 𠂆
5. 鱼	𠂊	5. 睡	目

③打分：

6分——10s内写出正确答案。

5分——30s内写出正确答案。

4分——30s内写出，不完全反应。

3分——提示后书写正确。

2分——提示后不完全反应。

1分——提示后低于2分标准。

（2）检查句子

①方法：同名词、动词。

②问题与提示：

问题	提示笔画
1. 水开了	丿 / 二
2. 男孩洗脸	曰 / 子 / 氵 / 月
3. 男孩在湖上划船	曰 / 子 / 丆 / 氵 / 上 / 戈 / 舟
4. 一个男演员边弹边唱	人 / 曰 / 氵 / 口 / 力 / 弓 / 力 / 口
5. 老人拄着拐杖过人行横道	耂 / 丿 / 扌 / 芈 / 扌 / 木 / 寸 / 丿 / 彳 / 木 / 首

提示条件：书写正确不足 50%（以整句看）。

不完全反应：书写正确大于 50%（以整句看）。

③打分：

6 分——15s 内写出正确。

5 分——15~30s 内写出正确。

4 分——30s 内写出，不完全反应。

3 分——提示后书写正确。

2 分——提示后不完全反应。

1 分——提示后低于 2 分标准。

9. 计算

（1）方法：给患者印刷好的计算题纸，让他（她）计算，1 题 1 分，包括加、减、乘、除。

（2）打分：最后按正确答出的题数记分。

（五）注意事项

1. 患者的状态

尽量使患者在自然状态下接受检查，不要过于死板，要在整个过程注意此点。

2. 检查者的说话方式和态度

检查者与患者接触时，说话的方式不要零乱和死板，要充分考虑患者病前的生活环境和文化背景，态度要亲切，以保证患者能放松并安心接受检查。

3. 事先说明

检查前要向患者说明检查的目的，取得患者同意。检查之后，多数患者比较关心自己的检查结果，因此，要对患者及其家属进行适当的说明。

4. 检查场所

选择能让患者情绪稳定接受检查的场所，避开噪音及人多的地方。

5. 陪同人员

失语症患者通常不愿让人知道自己的语言缺陷，所以，检查时尽量采取一对一的检查方式。

6. 患者的疲劳情况

在失语症的检查中，超过 30min 以上，患者常出现疲劳而不能正常发挥的情况，此时宜中断，分次进行检查。

7. 终止检查

有时会出现失败或拒绝检查的局面，此时应暂时终止，待患者安静下来后再继续检查，出现保持状态时，通常是由于患者疲劳过度引起的。这时可以改时间进行检查。

8. 检查顺序

此检查是通过不同语言模式来观察患者的反应，在一些项目中使用了相同的词语，为尽量减少由此造成的患者对检查内容熟悉的情况，在图的位置安排上有一些变化，并设计了终止标准。检查要按顺序从项目 1 开始，但Ⅸ（计算）、Ⅰ（听理解）、Ⅱ（复述）、Ⅲ（说）四大项目之间，从哪一项开始均可。

9. 记录

如实记录患者的反应、身体姿势、表情变化，这些对以后的判断和训练有帮助，另外要考虑以后别人可能会看，尽量能让别人看得明白。为了便于记录，最好给出提示和自己制订符号，而且要明确符号的意思，要记录提示前患者的反应，在什么地方给提示以及提示后患者的反应。

10. 打分

患者的反应多种多样，因此，在根据患者的反应选择属于哪个阶段时，要了解评价目的和整体情况而选择相应的等级，尽量避免机械的打分方式。

（1）采用 6 等级（6~1 分）评价，6 级和 5 级为正答，4 级至 1 级为误答。

（2）6 级评价中未达到 4 级时进行提示，提示后正确记 3 级。

（3）6 级评价如下所述：

6 级——完全正答，很流利答出。

5 级——延迟正答，慢，正确。

4 级——不完全正答，在规定时间内答出，稍有错误。

3 级——提示后正答，没有得到像 6、5、4 那样的反应，提示后回答正确。

2 级——提示后不完全正确，给予提示仍不能正确回答，经提示部分正确反应。

1 级——误答，提示后仍没有达到 2 级水平。

词列举和计算以正答数计分；漫画说明（说）和漫画说明（写）与六阶段评价法不同，检查表有具体说明。

11. 随声附和

当患者回答错误时，不要使用患者能推测出回答错误的言语，也不要有此种情感的流露。

12. 自我修正评价

（1）在等待时间内，患者可能会有各种各样的尝试，应注意患者在此期间的反应。

（2）正确回答但缺乏自信心的情况算正答。

13. 等待时间

每项检查都有规定的等待时间，检查时最好使用秒表。有经验和可以自如掌握时间者，可以不用秒表。

14. 终止标准

为避免重症患者的心理负担及缩短检查时间，此检查设定了项目内及项目间的终止标准，项目内的问题被终止，要在记录纸上记 a；整个项目被终止，要在记录纸上记 b。

15. 检查时，检查者要了解的事项

（1）有无视力障碍：确认患者能否看清图和文字。

（2）有无视野障碍：有无偏盲，如有，要考虑词卡的摆放位置。

（3）有无听力障碍：如有影响检查结果的听力障碍，就要考虑对患者的说话方式，声音大小及室内的杂音情况。

（4）有无义齿，有无牙齿缺损：如果由于义齿不合适或由于牙齿缺损而引起发音的变化，不减分。

（5）构音器官的运动障碍：由于运动性构音障碍引起的发音的变化不减分。

（6）用非利手及麻痹侧手时，反应时间延长不减分。

（7）方言：当患者发音错误和方言有关时不减分。

16. 总结言语症状

在根据检查结果整理患者的言语症状时，应注意的项目包括：运动性构音障碍、言语失用、注意力等，这些项目用 6 等级评价比较困难，但是这些是患者症状的重要方面，希望注意观察。这些项目的记录不必统一，记录方法由检查者自己来决定。

三、Token 测验

（一）定义

Token 测验用来检查患者的口语听理解和抽象理解能力，识别由 3 个属性（大小、形状、颜色）为标志的一个特殊标记物的抽象能力和对口语的语义复杂性的听理解能力。

（二）适应证与禁忌证

1. 适应证

由于其他能力低下而掩盖了伴随着的语言功能障碍的患者，或那些在处理符号过程中仅存在轻微的不易被觉察出问题的患者。

2. 禁忌证

处于急性期或者病情不稳定、全身状态不佳、病情进展期的患者。

（三）设备和用具

两种大小（半径分别为 25mm 和 15mm）、两种形状（圆形和正方形）、5 种颜色（红黄绿白黑）的 20 个标记物，检查量表，铅笔，橡皮，纸。

（四）操作方法与步骤

1. 操作方法

①放 20 个代币（7 分）

指令	得分
1. 摸一下圆形	
2. 摸一下方形	
3. 摸一下黄的	
4. 摸一下红的	
5. 摸一下黑的	
6. 摸一下绿的	
7. 摸一下白的	
合计	

②把小代币拿走（4 分）

指令	得分
8. 摸黄色方形	
9. 摸黑色圆形	
10. 摸绿色圆形	
11. 摸白色方形	
合计	

③把小代币放回（4分）

指令	得分
12. 摸小的白色圆形	
13. 摸大的黄色方形	
14. 摸大的绿色方形	
15. 摸小的黑色圆形	
合计	

④把小代币拿走（4分）

指令	得分
16. 摸红色圆形和绿色方形	
17. 摸黄色方形和绿色方形	
18. 摸白色方形和绿色圆形	
19. 摸白色圆形和红色圆形	
合计	

⑤把小代币放回（4分）

指令	得分
20. 摸大的白色圆形和小的绿色方形	
21. 摸小的黑色圆形和大的黄色方形	
22. 摸大的绿色方形和大的红色方形	
23. 摸大的白色方形和小的绿色圆形	
合计	

⑥把小代币拿走（13分）

指令	得分
24. 把红色圆形放在绿色方形上	
25. 用红色方形碰黑色圆形	
26. 摸黑色圆形与红色方形	
27. 摸黑色圆形或者红色方形	
28. 把绿色方形从黄色方形旁边拿开	
29. 如果有蓝色圆形，摸红色方形	
30. 把绿色方形放在红色圆形旁边	

指令	得分
31.慢慢地摸那些方形，很快地摸那些圆形	
32.把红色圆形放在黄色方形和绿色方形之间	
33.摸除了绿色以外的所有圆形	
34.摸红色圆形，不，白色方形	
35.摸黄色圆形，不是白色方形	
36.除了摸黄色圆形还要摸黑色圆形	
合计	

2.摆放顺序

大圆：红、黑、黄、白、绿。

大方：黑、红、白、绿、黄。

小圆：白、黑、黄、红、绿。

小方：黄、绿、红、黑、白。

3.严重程度判断

最后总分：　＋　＋　＋　＋　＋　＝　　分

受教育年限：3~6 年，加 1 分；10~12 年，减 1 分；13~16 年，减 2 分；17 年及以上，减 3 分。

听理解障碍严重分级：29~36 分，正常；25~28 分，轻度；17~24 分，中度；9~16 分，重度；8 分以下，极重度。

4.操作步骤

（1）评估前与患者互动，说明检查的内容及目的。

（2）能熟练按照评估的要求摆放好工具。

（3）进行 Token 测验时，如果①~⑤部分中每一个指令在 5s 之内没有反应，或者反应是错误的，检查者要把这些塑料片放回原来的位置，然后说："让我们再试一下"，并且再说一遍指令。

（4）第⑥部分不可重复。自我纠正算正确。如果患者表示忘了指令中的部分内容，要告诉他按记住的内容尽量做。

（5）如果前⑤部分连续错 5 项，测验中止；如果前面项目患者的操作符合要求，第⑥部分要全部完成。

（五）注意事项

（1）检查环境：选择安静的房间，避免干扰。

（2）必须避免检查者为迎合患者的反应而不知不觉地放慢检查速度。指令速度的减慢可明显减少失语症患者错误的产生，而不影响大脑右半球损害的患者的结果。

（3）每项条目首次指令后不应再重复，如果重复指令后患者在第2次实施成功（反应正确），记分则应以第1次反应为准，但若第1次实施时确因患者注意力不集中或缺乏兴趣而产生较多错误时，可按第2次实施的反应记分，记分方法根据不同版本而不同。

（4）除填写记录表外，还应注意详细记录患者在各项目的错误反应及反应形式，以便整理分析。

Token 测验

四、口颜面失用检查

（一）定义

口颜面失用检查是采取口面动作执行和模仿的方式，对无明显唇、面、舌瘫痪，但不能有目的地、随意地进行唇、面、舌运动的患者评定其口面失用症存在与否及其严重程度的方法。

（二）适应证与禁忌证

1. 适应证

可疑口面失用症，口面失用症。

2. 禁忌证

处于急性期或病情不稳定，全身状态不佳，病情进展期的患者。

（三）设备和用具

检查量表。

（四）操作方法与步骤

1. 操作方法

观察患者执行下列动作的表现。

（1）吹气。

（2）咂唇。

（3）鼓腮。

（4）噘嘴。

（5）摆舌。

（6）吹口哨。

2. 操作步骤

（1）首先向患者讲明检查的内容及目的，然后让患者执行动作。

（2）若患者因听理解障碍无法执行时，检查者可先做动作，然后让患者模仿。

（3）仔细观察，记录患者的反应。

（4）患者身体不佳、体力不支时，不得勉强患者继续做检查。

（五）注意事项

（1）检查前应对患者及其家属说明检查目的、要求及主要内容，以取得患者及其家属的同意及充分合作。

（2）排除口面部感觉和运动障碍。

（3）注意与运动性构音障碍相鉴别。

口颜面失用
检查

五、言语失用检查

（一）定义

言语失用检查是指通过复述自动语序、观察行为等，对无明显唇舌瘫痪、声带麻痹，但不能有目的地、随意地发声及发音，或发音费力、笨拙、语音歪曲的患者，评定其是否存在言语失用症及其严重程度的方法。

（二）适应证与禁忌证

1. 适应证

可疑言语失用症，言语失用症。

2. 禁忌证

处于急性期或者病情不稳定，全身状态不佳，病情进展期的患者。

（三）设备和用具

言语失用检查量表、录音笔等。

（四）操作方法与步骤

1. 操作方法

（1）/ɑ/、/u/、/i/ 说 5 遍

正常顺序_____韵母错误_____摸索_____

（2）/i/、/u/、/ɑ/ 说 5 遍

正常顺序_____韵母错误_____摸索_____

（3）词序（复述爸爸、妈妈、弟弟）说 5 遍

正常顺序_____发音错误_____摸索_____

（4）词复述（啪嗒、洗手、你们打球、不吐葡萄皮）

正常顺序_____发音错误_____摸索_____

2. 检查步骤

（1）首先向患者讲明检查的内容及要求，然后嘱患者执行。

（2）仔细观察，记录患者的反应。

（3）患者身体不佳、体力不支时，不得勉强患者继续做检查。

（五）注意事项

（1）检查前三项时，检查者需连续读出检查内容，不可分开，并要求患者在无提示下复述 5 遍，记录患者的反应。

（2）检查最后一项时，检查者需连续读出检查内容，不可分开，患者只需复述 1 遍。

言语失用检查

（陈　艳　王　璇）

第二节　听理解治疗技术

一、定义

听理解治疗技术是指采用词汇、短语、语句、语段等语言材料给予听觉输入，提高失语症患者听理解能力的治疗方法。

二、适应证与禁忌证

1. 适应证

听理解障碍者。

2. 禁忌证

病情不稳定、全身状态不佳、病情进展期，有明显情感、行为和精神异常的患者。

三、设备和用具

实物、图片、听理解训练计算机辅助系统等。

四、操作方法与步骤

（一）操作方法

1. 名词听理解

（1）向患者呈现 1 张图片（如 1 张钥匙图），或者一个实物（钥匙），治疗师手指着图片或实物说"钥匙""指钥匙"或者"把钥匙递给我"并示意患者指出图片或物体或做出反应。

（2）当确信患者理解了，治疗师摆放 2 张图或 2 个实物（如钥匙和勺子），由治疗师说出其中一个物体名称，患者指出相应的图片或物体。

（3）当患者达到 80%~90% 正确率，将干扰图逐渐增加到 3~6 个，干扰图由不同类事物，逐渐增加到同类事物。

（4）在反复训练时，目标图的位置要经常变换，避免患者记忆图片的空间位置，而不是事物的特征。

2. 动词听理解

（1）完成动作指令：患者听指令后，执行动作。如：向上看、向下看、站起来、坐下、闭上眼睛、睁开眼睛、转身、伸出舌头、笑一笑、摘下眼镜、戴上眼镜等。

（2）动词听理解：呈现 3~4 张动作图片，听动词后，患者指出动作图片。

（3）方位词听理解：桌子上摆放 3~4 个物品，患者听指令后执行。如："把笔放在本子上"。

（4）形容词听理解：呈现 3~4 张图片，患者听形容词指出相应的图片。如：高、胖。

（5）语句听理解：听描述功能语句后，患者指图或指实物。如："哪个是可以喝的东西"，指出图片或实物。

（6）回答问题：呈现 1 张图片，检查者提问，如："女孩在走吗？"，患者回答。

3. 听语记忆广度扩展

（1）指出 2~3 个物体：呈现 5~6 张物体图片，治疗师说出 2~3 个物体的名称，患者指出。如：笔、椅子、杯子。

（2）指出 2~3 个动词：呈现 5~6 张动作图片，治疗师说出 2~3 个动作的名称，患者指出。如：走、读、睡觉。

（3）指出不同形状和颜色的物体：呈现 3~4 张彩色图片，治疗师说出物体的形状和颜色。如："哪个是绿色的、圆圆的？"。

（4）指出句子中描述的图片：呈现 3~5 张物体图片，治疗师说一个描述图片的句子，患者指出图片。如："指出在吃饭的图片"。

（5）遵循两个动词指令：呈现 3~5 个物品，治疗师发出指令，患者执行。如："指一下书，拿起铅笔"。

（6）回答涉及听觉广度的问题：治疗师说出含有 2~6 个记忆组块的问题，患者回答。如："梨、桃、鸡全是水果吗？"。

（7）听短文，回答问题：检查者朗读一个短文或故事，提出相关问题，患者回答。

（二）操作步骤

（1）向患者讲明要求，然后嘱患者执行。

（2）根据患者的表现及时调整治疗内容及难易度。

五、注意事项

听理解治疗技术

（1）根据语言评价结果，选择恰当的训练材料和难度。

（2）使患者家属充分了解患者的障碍情况和训练内容，取得家属的配合，使得治疗内容可在日常生活中得到练习。

（王　璇　于　瑞）

第三节　阅读理解治疗技术

一、定义

阅读理解治疗技术是指采用词汇、短语、语句、语段等文字材料给予视觉输入，提高失语症患者阅读理解能力的治疗方法。

二、适应证与禁忌证

1. 适应证

阅读理解障碍者。

2. 禁忌证

病情不稳定，全身状态不佳、病情进展期，明显情感、行为和精神异常者。

三、设备和用具

图片、字卡、计算机辅助语言训练系统等。

四、操作方法与步骤

（一）操作方法

1. 字词阅读理解

（1）字词与图或实物匹配：呈现1个字词，1幅靶图和1~5幅干扰图。患者读字词后，找出相应的图。

（2）读短语填空：呈现未完成的短语，如：猫抓＿＿＿＿＿＿＿（海洋、老鼠、狗），患者从备选词汇中选出恰当的词。

2. 同义词、反义词阅读理解

（1）同义词选择：呈现未完成的短语，如：美丽的同义词是＿＿＿＿＿＿＿（漂亮、强大），患者从备选词汇中选出恰当的词。

（2）反义词选择：呈现未完成的短语，如：高的反义词是＿＿＿＿＿＿＿（胖、长、矮），患者从备选词汇中选出恰当的词。

3. 动词、方位词、形容词的阅读理解

与听理解治疗技术的内容和步骤相同，但以文字为刺激方式。如：＿＿＿＿＿＿＿足球（打、踢、拍）；在椅子＿＿＿＿＿＿＿（上面、里面、外面），患者从备选词汇中选出恰当的词。

4. 句子的阅读理解

（1）句子与图匹配：呈现 1 个句子和 3~6 张图片，患者阅读句子后，找出相应的图片。如：门开着。

（2）简单句填空：呈现未完成的 1 个句子，如：中国的一个省是＿＿＿＿＿＿＿（黑龙江、朝鲜、六月），患者从备选词中选出恰当的词。

（3）复杂句填空：呈现未完成的 1 个句子，如：＿＿＿＿＿＿＿被男孩开走了（旅行、自动、汽车、发动机），患者从备选词汇中选出恰当的词。

（4）读句子选择动词：呈现未完成的 1 个句子，如：他去树林里＿＿＿＿＿＿＿蘑菇（挖、采、浇），患者从备选词汇中选出恰当的词。

（5）执行文字指令：与听理解治疗内容和步骤相同，但以文字为刺激方式。

（6）读短句或长句回答是或否：呈现 1 个文字句子，如："10 比 4 少吗？"，患者做出回答。

（7）读短篇或长篇文章，回答多选题：呈现 1 篇短篇或长篇文章和 3~5 个多选题，患者阅读后，回答多选题。

（二）操作步骤

（1）向患者讲明要求，然后嘱患者执行。

（2）根据患者的表现及时调整治疗内容及难易度。

五、注意事项

（1）在进行词汇听理解训练时，目标图的位置要经常变换，避免患者记忆图片的空间位置，而不是事物的特征。

（2）词汇听理解训练时，当患者正确率达到 80%~90% 时，将干扰图逐渐增加至 2~5 个，干扰图由不同类事物，逐渐增加到同类事物；由彩色图片逐渐转换为

黑白图片；由实物图片逐渐转换为简笔画图片。

（3）根据语言评价结果，选择恰当的训练材料和难度。要循序渐进、先易后难、由浅入深，挑选的素材要符合患者的文化水平及兴趣。

（4）让患者家属充分了解患者的障碍情况和训练内容，取得家属的配合，使得治疗内容可在日常生活中得到练习。

（5）治疗时要排除患者视力障碍、听觉障碍、视空间障碍等影响因素，若因肢体功能障碍不能完成指令，应灵活选择治疗内容。

（6）对听理解程度较差，实施训练计划难度较大的患者，要有足够的耐心，循序渐进，对有进步的患者应及时给予肯定和鼓励，提高患者积极性，增强其信心。

阅读理解
治疗技术

（王　璇　谢武颖）

第四节　言语失用症治疗技术

一、定义

言语失用症治疗技术是指采用不同的方法刺激患者的口语表达，改善患者言语失用症状的治疗方法。

二、适应证与禁忌证

1. 适应证
言语失用症患者。

2. 禁忌证
病情不稳定，全身状态不佳、病情进展期，有明显情感、行为和精神异常的患者。

三、设备和用具

压舌板、纸质图片、字卡、物品、镜子、录音机、计算机辅助语言训练系统等。

四、操作方法与步骤

（一）操作方法

1. 发声训练
治疗师对着镜子发 / a / 音，患者注视治疗师的发音动作并注意听，然后把镜子放在患者面前，嘱患者模仿。治疗师把患者的手放在治疗师的甲状软骨上，治疗师发音让患者感觉声带的振动，然后再把患者的手放在他自己的喉部，模仿发声。训练反射性发声，如咳嗽、清嗓子、呻吟、咕哝、大笑、叹气或哼调子，促进随意发 /ɑ/ 音。当患者能自发地发 /ɑ/ 音后，练习不同的音高、音量和持续时间，如：练习发 /i/、/u/、/o/、/ei/ 等音。

2. 唇舌运动训练

患者照着镜子模仿治疗师的唇舌运动。治疗师辅助患者张嘴、闭唇。治疗师应用压舌板、模仿、照镜子，教患者舌的伸出、缩回、舔上下齿、顶硬腭运动。

3. 声韵母连续发音

先掌握单个韵母或声母发音，标准是做出 20 次发音尝试。选择易于看到发音动作位置的语音，如：/m/ 可用它作为治疗的开始。治疗师发 /m/ 音，患者闭双唇，或治疗师用无名指和中指夹住患者双唇，示指触碰一侧鼻孔。唇闭合后，要求患者发"嗡嗡"声，患者可触摸治疗师的喉部。鼓励患者哼熟悉的曲调。治疗师指导患者从发 /m/ 音再张口，或从 /m/ 音到韵母，这个韵母是已保留的语音。将掌握的声母与韵母 /ɑ/ 一起发，可应用有意义的刺激，如：/m/ 与 /ɑ/ 连续发，说出"妈""马"；/w/ 与 /u/ 一起发，说出"屋""舞""雾"；/w/ 与 /ɑ/ 一起发，说出"袜""瓦"等。一旦患者获得了基本词汇的牢固的发音位置，就可尝试说困难词的单音，然后把这些分离的语音合成音节或词。

（二）操作步骤

（1）向患者讲明要求，然后嘱患者执行。

（2）根据患者的表现及时调整治疗内容及难易度。

五、注意事项

治疗方案应根据患者的具体情况灵活调整，并加以改进。

言语失用症
治疗技术

（王　璇　陈　艳）

第五节　口语表达治疗技术

一、定义

口语表达治疗技术是指采用不同的方式刺激患者的口语表达，提高患者语言表达能力的治疗方法。

二、适应证与禁忌证

1. 适应证

表达障碍的患者。

2. 禁忌证

病情不稳定，全身状态不佳、病情进展期，明显情感、行为和精神异常的患者。

三、设备和用具

压舌板、纸质图片、字卡、词卡、物品、镜子、录音机、计算机辅助语言训练系统等。

四、操作方法与步骤

（一）操作方法

1. 单字的产生

用数数的方法，诱导出单字的产生，如请患者跟着治疗师数 1~10，然后治疗师告诉患者"数字 1，就是衣服的衣"，并呈现一张画有衣服的图片，再反复说"衣"，以巩固效果。比较容易发的声母是 /b/、/m/ 等音，其次是唇齿音 /f/，舌面音 /j/、/q/、/x/，舌尖前音 /z/、/c/、/s/。比较难发的是舌根音 /g/、/k/、/h/，舌尖后音 /zh/、/ch/、/sh/、/r/，舌尖音 /d/、/t/、/n/、/l/。这些声母发音的难易程度，不同的患者有不同的变化，训练时应根据具体情况，先练习容易发的音，能发哪些音就练哪些音，切不可勉强。在声母和韵母发音的基础上，由发单音过渡到发音节，即声母与韵母结合起来发，如 /ji/（鸡）、/ya/（鸭），并呈现相应的图片，患者看到自己能说出有意义的字，可以增加训练的信心。

2. 词语的产生

唱简单、熟悉的歌曲有助于诱导患者说出歌词。开始时治疗师与患者一起唱，逐渐把曲调减弱，让患者唱出歌词，最后说出歌词，必要时给患者提供歌词的文字。

3. 语句完形

出示靶词（要求患者说出的词）的图片，由治疗师说出语句的前半部分，稍有停顿，患者说出后半部分。如果患者说出后半部分有困难，治疗师可说出后半部分的第一个字，患者说出最后一个字。简单句，如：我骑自行车＿＿＿（上班），用牙刷__（刷牙）；简单谚语、格言、成语，如：熟能生__（巧），五湖四__（海），近朱者赤，近墨者__（黑）；歌词，如：东方红_____（太阳升）。

4. 词选择

治疗师呈现一张靶词的图片，说出两个词，如"这是水杯还是苹果？"，患者说出图片中的物品名称。一般情况下，靶词应是选择词中的第一个词，以抑制复述。但当患者出现困难时，可将靶词置于尾部，以鼓励患者正确表达。这一方法可用于其他语言中，如靶词是"吃饭"，治疗师问："他在喝水还是吃饭？"。

5. 图命名的范畴、功能及描述

给患者提示需要说出该物品名称的范畴、功能，并对该物品进行特征描述。如"毛巾"，提示可以是"它是一种日常用品"（范畴），"是洗脸用的"（功能），"它摸起来软软的，是用布做的"（特征描述）。并根据患者对刺激的反应，提供与靶词有关的字、语音信息，然后逐步过渡到由患者说出名词。

6. 手势与动作联合表达

当要求患者说出动词时，如"喝水、吃饭、睡觉"等，患者出现困难，治疗师在给予其他提示的同时，可做相应的动作。

7. 范畴内找词

范畴内找词是指在规定的时间内，尽可能多地说出某一范畴的名称。如水果、蔬菜、衣物、家具、家用电器等名称。

8. 词语联系与组词

治疗师说出一个刺激词，如"红"，患者说出与这个词相关的词，如苹果、火焰、红旗、太阳。组词要求患者用一个字组词。如"红"，可以组成"红色、红旗、红彤彤"等。

9. 语句生成

主动句生成示例：呈现 1 张图片，并呈现 3 张词卡分别代表主语、谓语、宾语；患者将词卡排列成语句，大声朗读，随后移开词卡；患者根据记忆复述语句，回忆正确的句法结构；然后，给患者呈现一动作图片，要求说出主语 – 谓语 – 宾语句型；必要时可用问句诱发反应，如"他在干什么？"。被动句生成示例：呈现 1 张图片，将被动句的几个成分分别写在卡片上，如"猫""被""狗""追"；随机排列后由患者排出正确语序；然后在没有字卡帮助的情况下，患者看图说出被动句。

（二）操作步骤

（1）向患者讲明要求，然后嘱患者执行。

（2）根据患者的表现及时调整治疗内容及难易度。

五、注意事项

（1）口语表达治疗技术的原则遵循言语形成的规律，重建言语。

（2）选择治疗方法时应根据患者的具体情况灵活应用，并加以改进，针对特定的患者，可能需要采用多元化的治疗方法。

（3）制订针对性治疗课题和治疗方法，优先选用日常用语，尽量选择患者感兴趣、与职业或爱好有关的内容。

（4）治疗内容应由易到难，循序渐进，逐步进行，反复训练。

（5）在训练过程中治疗师与患者之间的交流必须是有效的，才能确保治疗效果。

（6）在训练过程中要密切观察患者的病情变化，如有异常，必须立刻处理。

口语表达治疗
技术

（7）在训练过程中应尊重患者，注意正面引导，不要直接否定，以增强患者的自信心，提高训练欲望。

（8）给家属进行针对性的指导，以促进患者的口语表达能力。

（陈　艳　王　璇）

第六节　实用交流能力技术

一、定义

实用交流能力技术是通过应用多种交流方式，最大限度地提高失语症患者利用其残存交流能力、适应日常生活活动的治疗方法。

二、适应证与禁忌证

1.适应证
各种类型的失语症。

2.禁忌证
病情不稳定，全身状态不佳、病情进展期，明显情感、行为和精神异常的患者。

三、设备和用具

图片、字卡、物品、纸、笔等。

四、操作方法与步骤

（1）将一叠图片正面向下放在桌子上。

（2）治疗师与患者交替摸取，不要让对方看见自己手中图片的内容。

（3）利用各种表达方式（如：命名、描述、手势、书写等）将信息传递给对方。

（4）接收者通过反复确认、猜测、质问等方式进行适当反馈。

五、注意事项

（1）表达者要传递对方不知道的信息。

（2）自由选择沟通手段，不限于口语，可用书面语、手势、绘画等手段。

（3）表达者与接收者在交流时处于同等地位，会话任务应交替进行。

（4）患者作为表达者、治疗者作为接收者时，要给予适当的反馈，促进患者表达方法的修正和改进。

实用交流能力技术（PACE）

（5）采用日常生活活动内容为训练课题，选用接近现实生活的训练材料如实物、照片、新闻报道等。

（6）设定更接近于实际生活的语境变化，以引出患者的自发交流反应。

（王　璇　于　瑞）

第三章

吞咽障碍

第一节　评定技术

一、吞咽障碍的筛查

（一）定义

通过患者的主诉、病史、营养状态等情况以及相关的筛查试验间接了解患者是否存在吞咽障碍，以及障碍所导致的症状和体征，如咳嗽、咳痰、发热、食物是否由气管套溢出等症状，以便为是否需要做进一步的诊断性检查提供依据。

（二）适应证与禁忌证

1. 适应证

存在或有潜在吞咽困难的患者。

2. 禁忌证

有严重误吸风险及呼吸困难者。

（三）设备和用具

主观评估记录单、秒表、温开水、棉签等。

（四）操作方法与步骤

1. 主观评估内容的操作方法

（1）主诉

①发生的部位和时间

a. 口腔前期：有无表情淡漠、注意力不集中、无法通过视觉和嗅觉感知食物。

b. 口腔期：咀嚼、食团聚集、吞咽启动等方面有困难，有无漏食、流涎、食物残留等症状。

c. 咽期：吞咽时有无呛咳、吞咽费力等症状，吞完后有无噎呛、咽部异物感等症状。

d. 食管期：吞咽后出现胸骨后痛、胸闷、反流等症状。

②症状的持续时间、频度、进展

a. 持续时间：与某种事件（如脑卒中、服用药丸时堵在喉咙）有关的突然发病，症状持续的时间。

b. 频度：间断的还是持续的。

c. 症状的进展和严重程度。

③诱发因素和代偿机制

a. 诱发因素：食物的性状、温度、餐具，患者的体位/姿势、疲劳程度、对食物的喜好等。

b. 代偿机制：患者体位/姿势调整，食物性状调整、餐具改良、喂食方法调整、言语/感觉提醒等。

④合并症状：进食后音质改变、噎呛或咳嗽、反复多次吞咽、"清嗓"动作增加、反流呕吐、咽喉部有哽噎感、黏滞感等。

疼痛：局部或放射性疼痛，吞咽痛（食团通过时有痛感）。

⑤次要症状或并发症

a. 次要症状：脱水、体重减轻、食欲差。咳嗽，痰量增多，气短，反复肺炎，窒息。

b. 并发症：睡眠障碍（继发于清理分泌物或胃食管反流），流涎过多或口干。

（2）询问病史

①一般状况。

②家族史。

③既往的吞咽相关检查和治疗。

④神经病学状况。

⑤肺部情况。

⑥外科情况。

⑦X线检查。

⑧精神/心理病史。

⑨现在和既往的服药情况。

（3）营养状态

①注意询问患者营养摄入的方法。

②注意询问食物及液体摄入的类型、数量及频率。

（4）心理问题：关注患者是否存在焦虑、抑郁等心理障碍。

2. 筛查试验的操作方法

（1）反复唾液吞咽试验（repetitive saliva swallowing test, RSST）

本试验法由日本学者才藤荣一在1996年提出，是一种观察引发随意吞咽动作的方法。

①方法：患者取坐位或半坐卧位。检查者将手指放在患者的喉结及舌骨处，让患者尽量快速反复吞咽，喉结和舌骨随着吞咽运动越过手指，向前上方移动然后再复位，通过手指确认这种上下运动，下降时即为吞咽完成。

②结果：观察在30s内患者吞咽的次数和喉上抬的幅度，高龄患者（>80岁）在30s内完成3次即可，非高龄（<80岁）患者在30s内完成5次以上。口干患者可在舌面滴少量水后让其吞咽，如果喉上下移动小于2cm，吞咽次数不符合标准则可视为异常。对于患者因意识障碍或认知障碍不能听从指令者，可用棉签蘸上冰水在口腔和咽做冷按摩，观察吞咽的情况和记录吞咽启动所需要的时间。

（2）洼田饮水试验

本方法由日本学者洼田俊夫在1982年设计后提出，主要通过饮水来筛查患者有无吞咽障碍。

①操作方法：若RSST阳性，则先进行改良洼田饮水试验，让患者分别喝下1mL、3mL、5mL水，如无呛咳等问题，再让患者像平常一样喝下30mL水，尽可能一口气喝完，然后观察和记录饮水时间、有无呛咳、饮水状况等。饮水状况的观察包括啜饮、含饮、水从嘴唇流出、边饮边呛、小心翼翼地喝等表现，饮水后声音变化、患者反应、听诊情况等。

②结果判定：按5级进行评价记录。

1级——可1次喝完，无呛咳。

2级——分2次以上喝完，无呛咳。

3级——能1次喝完，但有呛咳。

4级——分2次以上喝完，且有呛咳。

5级——常常呛住，难以全部喝完。

③诊断标准：

正常——在5s内喝完，分级在1级。

可疑——饮水时间超过5s，分级在1~2级。

异常——分级在3、4、5级。或用茶匙饮用，每次喝一茶匙，连续两次均呛住属异常。

3. 筛查步骤

（1）告知患者进行筛查的目的，取得其配合。

（2）准备好所需用具。

（3）开始问诊和筛查，操作规范完整。

（4）在筛查过程中密切观察患者的病情变化。

（5）筛查结束后，向患者及其家属交代筛查结果。

（6）正确处理评估用具，完成记录表的书写。

（五）注意事项

（1）格拉斯哥昏迷评分得分小于6分或即使在他人帮助下也不能维持坐位的患者不适合采用洼田饮水试验。

（2）如口腔内有可脱卸义齿，务必将义齿卸下后再进行检查。

（3）检查前需要确认患者口中有无食物残留。

（4）洼田饮水试验使用的应为温开水，不能用冰水，更不能用饮料或汤汁代替。

（5）患者体位需为30°以上坐位。

吞咽障碍的筛查-反复唾液吞咽试验

吞咽障碍的筛查-洼田饮水试验

二、吞咽器官的功能评估

（一）定义

根据筛查结果对存在或有潜在吞咽困难的患者进行吞咽器官如口腔、咽、喉等结构、运动、感觉及反射功能的检查，并评估其对吞咽功能的影响程度。

（二）适应证与禁忌证

1. 适应证

各种中枢神经系统、周围神经系统损伤或病变等导致的吞咽器官解剖结构保留但感觉或运动功能受损，以及头颈部肿瘤放化疗术后等疾病导致的吞咽困难。

2. 禁忌证

口咽手术未愈合，双侧声带麻痹，意识不清或不配合者。

（三）设备和用具

棉签、压舌板、手电筒、乳胶手套、食醋和糖水、秒表等。

（四）操作方法与步骤

1. 操作的顺序

基础状态→颈部→面颊→唇→颞下颌关节→口腔情况→舌→软腭→反射→喉。

2.基础状态检查的操作方法及评定标准

（1）评估体位：端坐位、半卧位、其他。

（2）意识状态：清醒、嗜睡、浅昏迷、深昏迷。

（3）精神状态：正常、稍差、很差。

（4）呼吸状态

①呼吸模式：胸式、腹式、胸腹式。

②呼吸频率：正常 12~20/min。

③最长呼气时间：嘱患者深吸一口气，然后缓慢地用口呼气，并记下其呼气的时间。

3.颈部活动情况检查的操作方法

主动和被动检查患者颈部各个方向活动情况，包括左 / 右侧屈、前屈、后伸、左 / 右旋转的肌力、肌张力、关节活动范围以及疼痛等情况。

4.面颊部情况检查的操作方法

观察是否有口角下垂、眼睑下垂、麻痹、痉挛、面具脸、鬼脸、抽搐等。

5.唇功能情况评估的操作方法

（1）检查内容：流涎、唇拢、唇展、鼓腮。

（2）评估方法和评价等级

①流涎：观察及询问患者流涎的情况，尤其是喝水、侧卧或注意力不集中时的情况。

评分标准：

a.没有流涎。

b.嘴角偶有潮湿，患者可能描述夜间枕头是湿的（以前没有），或喝水时轻微流涎。

c.当身体前倾或注意力不集中时流涎，略微能控制。

d.在静止状态时流涎非常明显，但不连续。

e.连续不断地过多流涎，不能控制。

②唇拢：嘱患者尽可能嘟起嘴巴。

评分标准：

a.没有异常。

b.轻微不对称，有经验的检查者能观察到。

c.严重变形，只有一侧唇缩拢。

d.患者试图做这一动作，但两向拢起均在最小范围内。

e.患者不能缩拢任何一侧嘴角，没有唇的拢起。

③唇展：嘱患者示齿，尽可能展开双唇。

评分标准：

a.没有异常。

b. 轻微不对称，有经验的检查者能观察到。

c. 严重变形，只有一侧唇展开。

d. 患者试图做这一动作，但两向展开均在最小范围内。

e. 患者不能展开任何一侧唇角，没有唇的外展。

④鼓腮：嘱患者尽可能鼓起两侧腮部，维持 15s 以上。

a. 唇闭合极好，能保持 15s。

b. 偶尔漏气。

c. 能保持唇闭合 7~10s。

d. 唇闭合很差，一部分闭合不能，患者试图闭合但不能坚持。

e. 患者不能保持任何唇闭合。

6. 颞下颌关节检查的操作方法

（1）检查内容：外观、张口、咬合。

（2）评估方法和标准

①外观：安静状态下观察下颌的表现。

②评分标准：

a. 下颌自然地在正常的位置。

b. 下颌偶尔下垂，或偶尔过度闭合。

c. 下颌松弛下垂，口张开，偶尔试图闭合或频繁试图使下颌复位。

d. 大部分时间下颌均松弛下垂，且有缓慢不随意的运动。

e. 下颌下垂张开或非常紧地闭合，下垂非常严重不能复位。

7. 口腔情况检查的操作方法

检查口腔结构的完整性、口腔卫生情况（如痰液、食物残渣等）、黏膜情况（如破损、溃疡等）、牙齿情况（如龋齿、松动、缺牙、义齿等）并记录。

8. 舌功能检查的操作方法

（1）检查内容：外观、前伸、左右舔唇、上下舔唇。

（2）评估方法和标准

①外观：嘱患者张口，观察舌结构的完整性、是否有萎缩、震颤。

②前伸：嘱患者尽可能向前伸舌。

评分标准：

a. 舌在正常范围内活动平稳、清晰。

b. 舌活动慢，或伸出长度轻微不足。

c. 舌活动不规则或伴随面部怪相，或有明显的震颤，或伸出幅度明显不足。

d. 舌能稍前伸，但不能把舌伸出唇外。

e. 患者舌完全不能前伸。

③左右舔唇：嘱患者伸舌，从中间位置用舌尖尽可能舔向左（右）唇角。

评分标准：

a. 无异常。

b. 活动良好但较慢，或运动幅度轻微不足。

c. 运动幅度不完全。

d. 只能观察到小幅度的动作。

e. 患者舌完全不能向左（右）运动。

④上（下）舔唇：嘱患者伸舌舔上（下）唇，并尽可能保持张嘴。

评分标准：

a. 无异常。

b. 活动良好但较慢，或运动幅度轻微不足。

c. 运动幅度不完全。

d. 只能观察到小幅度的动作。

e. 患者舌完全不能抬高（向下舔）。

9. 软腭功能检查的操作方法

（1）检查内容：观察软腭结构的完整性以及抬升动作。

（2）评估方法和标准：嘱患者连续发 5 次短促有力的"啊"音，每次间隔约 1s。

评分标准：

a. 软腭能充分保持对称的运动。

b. 轻微的不对称但是能运动。

c. 在所有的发音中软腭抬高很差，或严重不对称。

d. 软腭仅有一些最小幅度的运动。

e. 软腭无运动。

10. 反射检查的操作方法

（1）检查内容：咽反射、呕吐反射、咳嗽反射。

（2）评估方法和标准

①咽反射：用棉签触碰硬腭与软腭的交界处或软腭和腭垂的下缘，触碰会引起软腭向上、向后的动作，但咽壁不会有反应，也不会造成呕吐的全咽反应。

②呕吐反射：正常呕吐反射是由有害物质刺激所启动，如呕吐或食物反流，引发的动作反应是将食物从咽向上及向外推挤出来，其目的是清除咽的有害物质，这正好和吞咽动作相反。用棉签触碰舌面后，观察能否引起整个咽后壁和软腭强劲而对称的收缩。若咽后壁收缩不对称，可怀疑有单侧咽无力的现象。

③咳嗽反射：是由于气管、咽黏膜受刺激而做出的一种应激性咳嗽反应。观察患者自主咳嗽以及受刺激后的咳嗽反应，或者按压环状软骨下缘（用拇指深压

1~2cm后放开），观察患者的咳嗽反应和力量，如果咳嗽反射减弱或消失，导致咽及气管内的有害刺激物误吸，容易产生误吸及误吸性肺炎。

　　11. 喉功能检查的操作方法

　　（1）检查内容：检查喉的结构完整性、最长发音时间、音质/音量/音调、自主咳嗽/自主清嗓、喉上抬。

　　（2）评估方法和标准

　　①最长发音时间：嘱患者深吸一口气，然后缓慢持续地发"啊"音，不用刻意强调音量的大小，同时记录持续发声的时间。

　　②音质/音量/音调：嘱患者发/ɑ/音，聆听其发音的变化。如声音沙哑且音量低，声带闭合差，在吞咽时呼吸道保护欠佳，容易误吸。与患者谈话，观察其音调、节奏等变化，如声音震颤，节奏失控，为喉部肌群协调欠佳，吞咽的协调性会受到影响。

　　③自主咳嗽/自主清嗓：嘱患者咳嗽，观察其咳嗽力量变化。如咳嗽力量减弱，将影响喉部清除分泌物及残留食物的能力。

　　④喉上抬：治疗师将示指轻放在舌骨，中指放于甲状软骨上缘，嘱患者空吞咽时，感觉甲状软骨上缘能否越过示指来判断喉上抬的能力，正常吞咽时，喉上抬幅度约2cm。

　　（3）操作步骤

　　①告知患者检查的目的，取得其配合。

　　②准备好所需用具。

　　③开始检查，操作规范完整。

　　④在操作过程中密切观察患者病情变化。

　　⑤检查结束，向患者交代检查结果。

　　⑥整理检查结果，完成评估表。

　　（五）注意事项

　　（1）颈部需置于放松位置，可采取30°仰卧位稍屈颈。

　　（2）进行口腔黏膜检查的同时需要注意有无义齿或牙齿松动。如有可脱卸义齿，需要将义齿卸下后再次重复整个检查过程。如有牙齿松动，需要警惕防止诊疗过程中牙齿脱落进入气道。

　　（3）如发现口臭严重，需要仔细观察口腔清洁情况，并且排除龋齿或局部感染。

　　（4）检查颞下颌关节被动活动时，检查者双手环指与小指着力部位应为患者乳突部位。需要避免检查时同时触压双侧颈部软组织部位，以免发生压迫颈动脉导致血供不足或其他意外事件。

吞咽器官的功能评估－喉功能评估

（5）检查咽反射及呕吐反射时，须保持坐位或抬高床头并在餐后半小时后进行，防止患者呕吐误吸。

吞咽器官的功能评估－呼吸功能评估

吞咽器官的功能评估－面部功能评估

吞咽器官的功能评估－舌功能评估

吞咽器官的功能评估－软腭功能评估

吞咽器官的功能评估－吞咽相关反射评估

三、进食评估

（一）液体食物的评估——改良容积黏度测试

1. 概述

改良容积黏度测试（VVST-CV）是按照一定的步骤，通过进食3种容积（3mL、5mL、10mL）、3种黏度（微稠、中稠、高稠）分别组合的食团，辅助早期识别存在吞咽障碍危险因素的患者，可从安全性和有效性两个方面评估吞咽功能。安全性是指患者摄食期间避免呼吸道并发症风险的能力。有效性是指患者摄取使其营养、水和状态良好所需热量、营养和水分的能力。

2. 适应证与禁忌证

（1）适应证

①经过初筛怀疑患有吞咽障碍及容易发生吞咽问题的患者。

②虚弱的 / 护理中心的老年人。

③患有神经系统疾病或神经退行性病变的患者。

④有口咽或喉手术史，或颈部区域接受过放射治疗的患者。

⑤由于其他原因导致营养不良的患者。

（2）禁忌证：昏迷或有明确误吸体征的患者。

3. 设备和用具

300mL 水（室温），食用增稠剂（黄原胶类）9g，20mL 注食注射器，3 个杯子（用来盛装 3 种不同稠度的液体），勺子，脉搏血氧仪，测试记录表，吸痰装置等。

4. 操作方法与步骤

（1）制剂准备：推荐在测试开始前 5min 内准备测试过程中需要用到的稠度制剂。

微稠（1%）：300mL 水 + 增稠剂（3g）。

中稠（2%）：150mL 水 + 增稠剂（3g）。

高稠（3%）：100mL 水 + 增稠剂（3g）。

测试顺序：中稠（2%）→微稠（1%）→高稠（3%）。

（2）患者准备

①患者必须处于足够的清醒状态，以配合测试。

②患者取端坐位，或借助靠垫尽可能坐直，如不能坐直，躯干抬高需 >30° 以上。

③通过脉搏血氧仪监测患者的血氧饱和度水平。

④请患者说出自己的名字或其他短语，以此作为音调和音色的参考。

⑤向患者说明即将进行的测试包括哪些具体步骤。

（3）测试流程（图 3-1-1）。

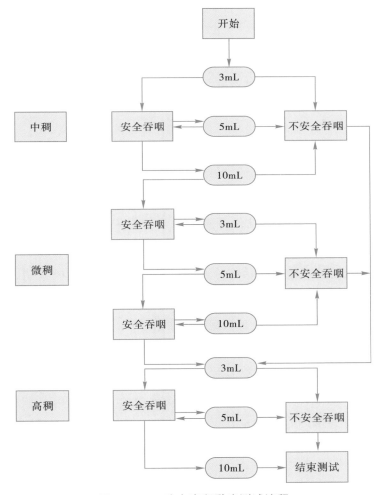

图 3-1-1 改良容积黏度测试流程

（4）结果记录：

		中稠（2%）			微稠（1%）			高稠（3%）		
		3mL	5mL	10mL	3mL	5mL	10mL	3mL	5mL	10mL
安全性指标	咳嗽									
	音质改变									
	血氧饱和度下降									
有效性指标	食物外溢									
	口腔残留									
	分次吞咽									
	咽腔残留									
受试者主观指标	顺滑性									
	适口性									
	喜食度									

*说明：按照 VVST–CV 的测试流程进行测试。伴有相应指标表现，则标"+"；不伴相应指标表现，则标"-"；未进行该项检测，则标"/"

（5）临床征象：在测试期间应该密切观察和记录患者是否在吞咽的安全性和/或有效性方面出现问题或临床征象。

①安全性方面的临床征象：提示患者可能存在误吸，导致呼吸系统并发症的相关风险。根据安全性方面的征象，可判断是否有必要增加稠度继续测试，或暂停测试。

a.咳嗽：吞咽相关的咳嗽提示部分食团已经通过声带到达呼吸道，发生了误吸。

b.音质变化：吞咽后声音变得湿润或微弱，提示发生了渗漏或误吸。

c.血氧饱和度下降：较基础血氧饱和度下降5%，提示发生了误吸。

②有效性方面的临床征象：提示患者未摄取足够热量、营养和水分，可能导致营养不良和脱水等相关风险。根据有效性方面的征象，需进行相关记录，因其不会使患者的健康受到威胁，故没有调整稠度的必要。

a.唇部闭合：唇部闭合不完全，可能导致部分食团漏出。

b.口腔残留：吞咽后口腔残留的存在，可能提示舌的运送能力受损，导致低效吞咽。

c.分次吞咽：无法通过单次吞咽动作吞下食团，会降低摄取的有效性。

d.咽部残留：吞咽后咽部残留物的存在，提示咽部食团清除能力受损。

③主观指标：顺滑性、适口性、喜食度（表情）。

（6）测试结果的评估和解释

①不伴安全性或有效性受损：如吞咽过程中未出现安全性或有效性受损相关指征，则 VVST-CV 测试的结果是阴性的。根据这一方法得出的结论是，该患者并不患有口咽性吞咽障碍。

②伴有效性受损，不伴安全性受损：如吞咽过程中未出现安全性受损的相关指征，但出现有效性受损的相关指征，结论为根据 VVST-CV 测试结果，该患者患有口咽性吞咽障碍。患者可安全吞咽，但有效性受损，这可能危及患者的营养和补水状况。在保证患者吞咽过程不出现有效性问题的前提下，最佳方案是选择最低稠度和最高容积的液体。

③伴安全性受损（伴或不伴相关有效性问题）：如吞咽过程中出现任何安全性受损相关指征，伴或不伴相关有效性问题，结论为根据 VVST-CV 测试结果，该患者患有口咽性吞咽障碍。吞咽过程的安全性下降提示该患者可能已经发生了误吸。最安全的摄取液体容积和稠度相当于患者能够安全吞咽时液体的稠度。安全性一致的前提下，需优先考虑尽可能大的容积，以保证吞咽有效性和最适患者的稠度。

（7）评估步骤

①告知患者进行测试的目的，取得其配合。

②准备好所需用具，调配好液体。

③开始测试，操作规范完整。

④在测试过程中密切观察患者病情变化。

⑤测试结束，向患者交代测试结果。

⑥整理测试结果，完成评估表。

5. 注意事项

（1）推荐在测试开始前 5min 内准备测试过程中需要用到的 3 种稠度液体。

（2）为了尽量减少误吸的风险，不危及患者的健康，测试开始于中等稠度。此外，测试全程应使用脉搏血氧仪测量血氧饱和度水平，以便检出隐性误吸。

（3）在测试期间应该密切观察和记录患者是否在吞咽的安全性和 / 或有效性方面出现问题或临床征象。

（4）当患者出现安全问题时，禁止使用稠度较低或体积较大的食团。

（二）自制食物的评估

1. 定义

通过询问和观察患者吞咽动作及其完成过程，经口、咽、食管到达胃部的全过程（即口腔前期、口腔准备期、口腔期、咽期和食管期），评价不同时相的摄食吞咽障碍。

2.适应证与禁忌证

（1）适应证：经筛查确认存在各种吞咽障碍的患者。

（2）禁忌证：昏迷或有明确误吸体征的患者。

3.设备和用具

自制食物，勺子等餐具，脉搏血氧仪、吸痰装置（急救用）等。

4.操作方法与步骤

（1）食物分级标准（中国）

表 3-1-2　食物分级标准

级别	4 级（细泥型）	5 级（细馅型）	6 级（软质型）
形态	均质，光滑，易聚集，可以用汤匙舀起	有一定形状，但容易压碎	不硬，不易分散，不易粘连
特点	通过口腔的简单操作可以形成食团。易吞咽，不易在口咽部残留、误吸	容易形成食团，不会在口腔内发生大量的离水，具有一定的凝聚性，通过咽腔不容易散开的食物	用筷子或汤匙就能切断
所需咀嚼能力	有食团形成能力和食团保持能力。不需要撕咬或者咀嚼	舌头和上下腭之间的压碎能力	需要牙齿间的挤压或碾压，即使没有牙齿也能吞咽；具备上下牙床间的碾压能力
适合的对象	不需要咀嚼能力但有意识地将舌头推向上腭的患者，有运送食物的能力，可以经口进食的患者	通过舌头与上下腭可以压碎食物，可以通过舌头运送食物	高龄老人以及存在误吸或窒息风险的吞咽及咀嚼功能轻度下降的人群

（2）进食前的准备

①查阅病历，了解患者的临床情况，询问患者对食物的喜好及选择情况，结合功能评估，选择适当的食物进行摄食评估，应遵循色、香、味俱全，营养均衡搭配的原则。

②食物性状的选择：稀流质、浓流质、糊状、半固体、固体，必要时可选取食物增稠剂进行调制。

（3）进食时的观察

①精神意识状态：观察患者是否能遵从和配合指令，有无自主张口意识，身体耐力和注意力能否坚持整个进食过程。

②呼吸状况：观察患者是否气管切开，是否依赖呼吸机辅助通气，何种呼吸模式。如果呼吸急促，呼吸频率超过每分钟 40 次，则在吞咽过程中难以保持足够的呼吸道关闭时间。血氧饱和度水平降至 90% 以下提示患者有吞咽障碍的风险。

③口腔控制食物的状况：观察是否自主张口及张口的幅度，是否有困难；唇能否有力闭合、含住吸管或汤匙，咀嚼时唇能否控制食物不流出来（特别是流质食物）；吞咽时是否保持闭合状态；口腔对感知觉（温度觉、味觉、食块性质）的辨别；牙齿咀嚼、舌的搅拌情况；吞咽食团时舌前后运送及协调运动；咀嚼、吞咽食团时软腭的活动、是否有反流。

④吞咽动作协调性：吞咽时，应检查吞咽动作幅度大小，是否流畅，了解舌骨和喉上抬幅度是否足够。

⑤进食前后声音的变化：用听诊器听颈段吞咽前后声音的变化，可以了解食物是否残留在咽。吞咽动作幅度的大小能反映咽期吞咽的信息，当舌骨和喉上抬幅度不够时，吞咽动作幅度减小，不能引发有效吞咽，食物在咽喉部聚集、黏附或残留在咽的凹陷处，如会厌谷和梨状隐窝，以致患者有异物感，有声音"湿润"感，听诊残留部位有水泡音。

⑥咳嗽的情况：观察进食及吞咽前后的咳嗽情况。

⑦进食的体位选择：评价用哪种体位进食较容易，并能减轻或消除误吸症状。体力较佳者，应尽量采取自然的坐位姿势；体力较弱者，可采取半卧位，头部确保维持在 30° 以上。在这些体位下，患者可选择低头、头旋转、侧头、仰头等姿势进食。

⑧食物的内容及质地的选择：观察患者进食食物的形态，通过口腔和咽时是否容易变形；观察食物的质地，软硬程度、密度及性状是否均匀；观察黏度大小，是否容易松散或需要特殊调制等。

⑨分泌物情况：观察进食后痰液是否增多，咳出的痰液里是否有食物。及时清理口腔及咽的痰液（有时有食物），可减少吸入性肺炎的发生。

⑩是否存在吞咽失用：临床上吞咽失用的患者也很常见，在未给患者任何有关进食和吞咽的语言提示下，给予患者盛着食物的碗与餐具时，患者能正常使用餐具进食，吞咽也没有问题。但给予口头指令让其进食时，患者却无法完成整个进食过程，患者意识到需要吞咽的动作，却无法启动。临床中也常见有些患者会自行拿勺子舀食物，张口送入口中，但不会闭唇、咀嚼，或舌不会搅拌运送食物，不能启动

吞咽。但在无意识或检查中，可观察到患者唇舌的各种运动功能都正常。

⑪是否需要代偿方式：当患者正常进食有困难时，有时可采用代偿方法进行训练。评估时应注意观察以下几点，以决定代偿策略。

a.速度：改变患者进食的速度，是否能把拟吞咽的食物处理得更好。

b.性状：食物的浓度是否需要改变，单一性状食物还是混合性状食物。

c.姿势：特别的进食体位和姿势（如前倾、低头）是否更有利于吞咽。

d.其他：食物入口的位置、餐具选择、一口量的改变、多次吞咽、干咳清嗓等。

⑫饮食习惯。

（4）结果分析

①在口腔进食过程中，口腔对感知觉（温度觉、味觉、食块性质）辨别差或消失，将影响食欲、唇和舌功能发挥；唇闭合无力或张力增高，将导致流质食物无法在口腔停留（固体食物相对较好），食物流出唇外，同时影响后续的吞咽过程；如果舌的左右、上下搅拌运动差，前后运送及协调运动差，导致食物在口腔内分散、无法形成食团，食物在口腔的唇沟、颊沟、舌底残留，食团不能有效运送至舌根部及吞咽启动点，从而影响咽期吞咽。

食团的一口量因个体而异。有些患者需要较小的食团，以便能更好地控制和安全运送食团，在吞咽过程中或吞咽后残留较少。另一些患者需要较大的食团以增加感觉输入。液体食团的选择应有一定范围，一般在 2~6mL，男性与女性不同。

②咳嗽的情况

a.吞咽前咳嗽：提示可能是由于口腔内食物控制不良，食物在喉部开始上抬之前流入咽，进入呼吸道。

b.吞咽中咳嗽：提示呼吸道有可能闭合不全。吞咽时呼吸道闭合不严可能导致食物误入呼吸道而产生误吸咳嗽。

c.吞咽后咳嗽：提示可能是由于咽腔的残留物溢出、滑落到呼吸道，主要来自会厌谷、梨状隐窝的残留物，或者食物反流。

d.整个进食过程完成后咳嗽：提示有隐性误吸，是由于呼吸道的反射性咳嗽差，对吸入物未及时做出咳嗽反应，未能咳出吸入物，此种情况最危险。

（5）评定标准

①摄食障碍：对食物无认知和无摄食动作，食物含在嘴里不吞咽或拒绝纳食。

②口咽性吞咽障碍：无法进行咽下动作；有食物向鼻腔反流；吞咽时有咳嗽或憋气，但要注意有些误吸无症状；交谈时出现明显鼻音或构音不良；口腔异味；颅神经相关症状（如多发性硬化引起的神经源性口咽性吞咽障碍可伴有复视）。

③口腔期（包括口腔准备期和口腔期）：无法在口腔前部保留食物，常见于唇部闭合不良；无法形成食团或无法保持食团位于舌面中央，常见于舌活动欠佳或不协调；无法正常咬合，常见于颞下颌关节功能障碍；食物嵌入颊齿间隙，常见于唇或颊部张力不足或舌运动障碍；食物不能得到充分碾压或黏附于硬腭，常见于舌无力、舌抵上腭不能；舌在口腔内反复不停地滚动，常见于帕金森病患者，类似于静止性震颤；食物向后运送启动吞咽的时间过长，常见于口腔感觉障碍或失用的患者。

④咽期：咽反射延迟；食物向鼻腔反流；气道口、会厌谷或梨状窝食物残留而导致吞咽后吸气时发生误吸和呛咳；吞咽时发生误咽和呛咳。

⑤食管期：主诉不适感多位于下颈部和胸部，少数有胃灼热感和胸痛，甚至被误诊为心绞痛；如果对固体食物发生吞咽障碍，提示存在食管结构异常，可行消化道内镜检查；如主诉吞咽障碍进行性加重，喜食汤粥类食物，伴有体重锐减，必须触诊探查颈部和锁骨上淋巴结，警惕消化道肿瘤，建议行其他检查；如果对液体和固体食物都存在吞咽困难，症状间歇发作并伴胸痛，提示存在食管动力障碍，可行吞咽造影检查。

（6）评估步骤

①告知患者进行评估的目的，取得其配合。

②准备好所需用具，调配好液体。

③开始评估，操作规范完整。

④在评估过程中密切观察患者病情变化。

⑤评估结束，向患者交代评估结果。

⑥整理评估结果，完成评估表。

（五）注意事项

（1）该评定项目需要检查者熟练掌握吞咽生理和分期。

（2）可在进行前两项评定时一并观察和采集吞咽障碍分期的信息。

（3）如果让患者自行吞咽食物，需慎重考虑，必须在详细询问进食情况及病史之后进行。

（4）吞咽实际食物时需要配备吸痰装置，并确保具备临床急救技术的医务人员可以及时到场处理突发情况。

（5）最好去除鼻饲管之后再进行评定。

（6）应预先向患者或家属告知评定与治疗的目的及主要内容，以获得充分的理解和配合。尤其应说明可能出现的特殊情况，例如：呛咳、误咽、误吸、窒息、吸入性肺炎、黏膜损伤、出血、疼痛、感染、牙（义）齿脱落等。

进食评估－容积黏度吞咽功能测试　　进食评估－食物分级标准　　进食评估－颈部听诊　　进食评估－进食的体位选择　　进食评估－吞咽代偿姿势

（陈　艳　欧秀君）

第二节　头颈部运动控制训练

一、定义

头颈部运动控制训练是指通过放松头颈部肌肉或增强其肌肉力量，改善头颈部的运动控制，进而改善吞咽功能的治疗方法。

二、适应证与禁忌证

1. 适应证
存在头颈部紧张因素或控制不良的患者。
2. 禁忌证
无。

三、设备和用具

手套、弹力带等。

四、操作方法与步骤

（一）操作方法

1. 颈前区肌群运动训练
（1）牵伸运动
①下颌舌骨肌的牵伸：患者平卧去枕，治疗师坐于床头，一手四指指腹往患

者头顶方向牵拉下颌骨，另一手拇指、示指固定舌骨同时往相反方向牵拉，维持15~30s。

②舌骨下肌群的牵伸：患者平卧去枕，治疗师坐于床头，一手四指指腹往患者头顶方向牵拉下颌骨，另一手拇指、示指固定胸骨上窝处同时往相反方向牵拉，维持15~30s。

（2）肌力训练

①舌骨上肌群的力量激活：患者平卧去枕，肩不能离开床面，治疗师坐于床头，一手四指指腹置于患者下颌骨下方，一手置于后枕部，引导患者做下颌回缩的动作，维持15~30s。

加强训练：体位同上，治疗师一手四指指腹往患者头顶方向牵拉下颌骨，另一手拇指、示指固定舌骨同时往相反方向牵拉，同时嘱患者抗阻回缩下颌。

②喉上肌群的力量激活：患者平卧去枕，肩不能离开床面，治疗师坐于床头，一手置于患者下颌骨处，一手置于后枕部，引导患者抬头并同时做下颌回缩的动作，维持15~30s。

加强训练：体位同上，治疗师一手四指指腹往患者头顶方向牵拉下颌骨，另一手置于后枕部适当保护或辅助患者，同时嘱患者抬头抗阻回缩下颌，肩不能离床，维持15~30s。

2. 辅助呼吸肌运动训练

（1）牵伸运动

①上斜方肌：先以滚法或揉法放松该肌，然后嘱患者头颈部向非牵伸侧侧屈，保持并低头，治疗师一手置于头顶，一手托患者下巴，辅助患者颈部向对侧旋转，同时托下巴的手轻轻压住患者同侧肩膀，保持上斜方肌处于拉伸状态，维持15~30s。

②胸锁乳突肌：先以揉法放松该肌，然后嘱患者头颈部向非牵伸侧侧屈，保持并将颈部向对侧旋转，治疗师一手压住牵伸侧的肩膀，一手压头部，牵伸胸锁乳突肌区域，维持15~30s。

③斜角肌：先以揉法放松该肌，然后在无痛的前提下，嘱患者头颈部尽量侧屈，避免回旋动作，治疗师一手固定斜角肌在肋骨上的附着点，另一手将患者头部往对侧肩膀轻压，牵伸斜角肌区域，维持15~30s。

（2）抗阻牵伸运动

①上斜方肌：将弹力带套于患者额头处，然后嘱患者头颈部向非牵伸侧侧屈，保持并低头，治疗师一手往牵伸侧的斜后方拉紧弹力带，一手置于非牵伸侧肩膀固

定患者躯干，保持上斜方肌处于拉伸状态，维持 15~30s。

②胸锁乳突肌：将弹力带套于患者额头处，然后嘱患者头颈部向非牵伸侧侧屈，保持并将颈部向对侧旋转，治疗师一手往牵伸侧方向拉紧弹力带，一手压住牵伸侧的肩膀，牵伸胸锁乳突肌区域，维持 15~30s。

③斜角肌：将弹力带套于患者额头处，嘱患者头颈部尽量侧屈，避免回旋动作，治疗师一手往牵伸侧斜上方拉紧弹力带，另一手固定斜角肌在肋骨上的附着点，牵伸斜角肌区域，维持 15~30s。

（二）治疗步骤

（1）治疗前与患者有互动，说明治疗的内容及目的，告知患者治疗的感觉与注意事项，摆好治疗体位。

（2）准备好治疗用具。

（3）能根据患者情况选择合适的头颈部运动控制训练方案。

（4）做好训练示范，操作规范完整，指令清晰正确，有互动。

（5）密切观察患者的病情变化，能根据患者情况随时调整治疗方案。

（6）治疗结束后，询问患者的感觉，检查局部治疗情况并嘱患者课后练习。

（7）处理治疗用具，并准确做好训练记录。

五、注意事项

（1）头颈部放松训练时，有严重颈椎病患者应注意动作幅度不宜太大，速度不宜过快。

（2）头颈部肌群肌力训练时，注意随时监测患者的生命体征，所施加的阻力应循序渐进。

（3）在操作过程中注意避开颈动脉窦，避免压力过大导致患者发生压力性晕厥。

（欧秀君　王　璇）

第三节　口腔感觉及运动训练技术

一、口腔感觉训练技术

（一）定义

口腔感觉训练技术是指在特定皮肤、黏膜区域感受器上利用轻微的机械刺激或表皮温度刺激，调整感觉通路的兴奋性，加强与中枢神经系统的联系，重塑神经功能，进而改善吞咽功能的治疗方法。

（二）适应证与禁忌证

1. 适应证

各种原因引起的口颜面及口腔内吞咽器官的感知觉障碍所致的各类吞咽障碍。

2. 禁忌证

生命体征不稳定的患者；治疗局部有损伤或疼痛，或局部手术伤口未愈者。

（三）设备和用具

手套、冰水、冰棉棒、不锈钢筷子、棉签、小岛勺、柠檬酸、奎宁、蔗糖水、盐水、振动棒、软刷、纱布等。

（四）操作方法与步骤

1. 温度觉刺激的操作方法

将不锈钢筷子置于冰水中浸泡数秒，取出后分别在面颊、唇周、颊黏膜、舌面、软腭以及咽壁进行规律的移动，每次刺激约 2~5s，移动约 7~8 次，不锈钢筷子也可换成冰棉棒。

2. 味觉刺激的操作方法

嘱患者闭眼张口，治疗师用不同的棉签分别蘸取少量不同味道的溶液（如酸 – 柠檬酸、甜 – 蔗糖水、苦 – 奎宁、咸 – 盐水），分别刺激舌相应的味觉敏感区域（舌两侧缘为酸，舌尖为甜，舌根为苦，舌两侧前部为咸），每次刺激 3~5s，然后嘱患者说出相应的味觉，患者不可以闻或者闭上嘴巴品尝、咀嚼，然后用清水漱口再进行下一次刺激，持续 10min。

3. 触觉刺激的操作方法

治疗师用纱布包绕示指和中指指腹（也可用刷子，张力高的用软刷，张力低的用有质感的刷头）：①沿唇周顺时针轻刷 2~6 次，并嘱患者合嘴吞咽；②用指腹按压牙龈，并嘱患者合嘴吞咽；③用指腹轻刷或按压舌面，并嘱患者合嘴吞咽。

4. 振动觉刺激的操作方法

取振动棒，先让患者感受振动的频率、强度，再将振动棒移至所需刺激部位（如面颊、唇、颊黏膜、舌、软腭）进行移动、轻刷或按压，嘱患者描述刺激的感觉。

5. K 点刺激的操作方法

K 点位于磨牙后三角的高度，在腭舌弓和翼突下颌帆的凹陷处。用小岛勺或小棉签采用适中稳定的力量直接对 K 点进行按压刺激，患者有开口或者吞咽启动，则刺激成功；若按压超过 10s 无反应，说明该方法对患者无效，需更换治疗方法。张口困难的患者，可经齿颊沟向后经磨牙区刺激 K 点（图 3-3-1）。

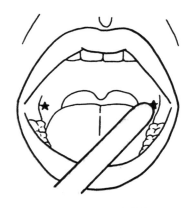

图 3-3-1　K 点刺激

引自：窦祖林主编，吞咽障碍评估与治疗，人民卫生出版社，2017 年，P223

6. 深层咽肌刺激疗法的操作方法

治疗师戴上手套，用纱布或吸舌器将舌缓缓拉出，稳定舌体，用冰冻的柠檬酸棒分别刺激以下部位。

（1）双边软腭平滑刺激（图 3-3-2）

目的：增加软腭的反射功能。

方法：用冰冻的柠檬酸棒，从患侧软腭部位肌肉上，平滑到健侧部位；平滑刺激 1~3s。

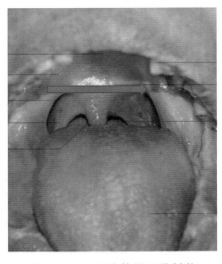

图 3-3-2　双边软腭平滑刺激

（2）三边软腭平滑刺激（图3-3-3）

目的：增加软腭的反射功能。

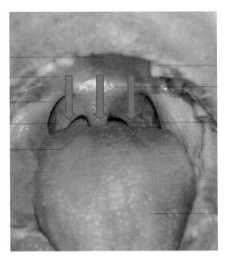

图 3-3-3　三边软腭平滑刺激

方法：用冰冻的柠檬酸棒，在软腭上，由前往后，由患侧、悬雍垂到健侧，依次平滑刺激 1~3s。

（3）舌后根刺激（图3-3-4）

目的：增加舌后根收缩反射。

方法：用冰冻的柠檬酸棒，从舌后根味蕾部位，由弱的部位平滑到健侧；平滑刺激 1~3s。

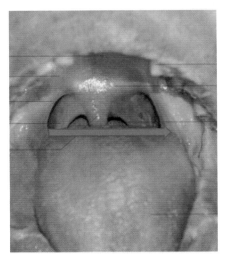

图 3-3-4　舌后根刺激

（4）舌旁侧刺激（图3-3-5）

目的：增加舌旁边感觉度和舌体移动的运动力。

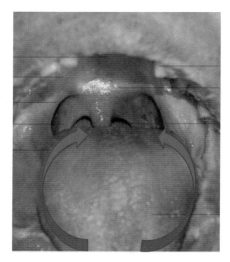

图3-3-5　舌旁侧刺激

方法：用冰冻的柠檬酸棒，从舌前外周往舌根味蕾部位平滑刺激；换另一边舌侧平滑刺激；平滑刺激2~4s。

（5）舌中间刺激（图3-3-6）

目的：增加舌体形成汤勺状的刺激运动。

方法：用冰冻的柠檬酸棒，在舌中间部位，从舌后往前平滑刺激。

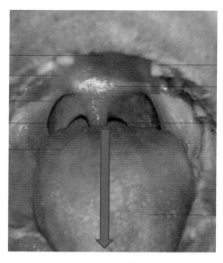

图3-3-6　舌中间刺激

（6）双边咽喉壁刺激（图3-3-7）

目的：增加咽喉壁紧缩反射功能。

方法：用冰冻的柠檬酸棒，先从患侧往舌后咽喉壁处刺激，刺激 1~2s，然后换健侧刺激。

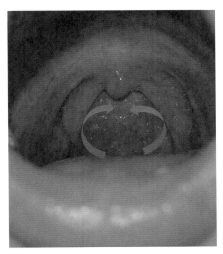

图 3-3-7 双边咽喉壁刺激

（7）舌后根后缩反射力量刺激（图 3-3-8）

目的：增加舌后根收缩反射力量和速度。

方法：用冰冻的柠檬酸棒，在悬雍垂上轻点一下，观察舌后根回缩的反应；刺激 1~2s。

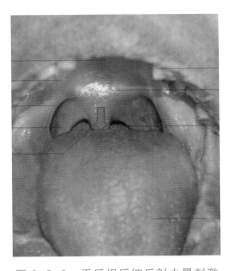

图 3-3-8 舌后根后缩反射力量刺激

（8）悬雍垂刺激（图 3-3-9）

目的：增加舌后根回缩反射力量。

方法：用冰冻的柠檬酸棒，沿着悬雍垂两旁划线，由患侧到健侧，观察舌后根回缩的反应和吞咽反射；刺激 1~2s。

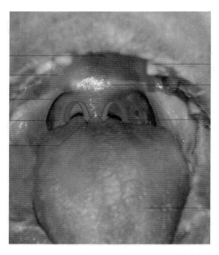

图 3-3-9　悬雍垂刺激

7. 治疗步骤

（1）治疗前与患者互动，说明治疗内容及目的，告知患者治疗的感觉与注意事项，摆好治疗体位。

（2）准备好治疗用具。

（3）能根据患者情况选择合适的口腔感觉训练方案。

（4）做好训练示范，操作规范完整，指令清晰正确，有互动。

（5）密切观察患者的病情变化，能根据患者情况随时调整治疗方案。

（6）治疗结束，询问患者的感觉，检查局部治疗情况并嘱患者课后练习。

（7）处理治疗用具，并准确做好训练记录。

（五）注意事项

（1）在操作之前要进行详细的口腔检查，并处理可脱卸义齿和松动的牙齿，做好口腔清洁。

（2）如出现呕吐反射则应终止刺激。

（3）K 点刺激时动作要轻柔，避免黏膜损伤、肿胀；左右反应有差别时选择刺激有效侧。

（4）根据患者实际情况选择合适的、综合的感觉刺激治疗方式，可更好地改善患者的吞咽功能。

口腔感觉训练技术

二、口腔运动训练技术

参见本书相关内容。

（欧秀君 谢武颖）

第四节 呼吸道保护手法

一、门德尔松吞咽法

（一）定义

门德尔松吞咽法（Mendelsohn maneuver）是通过手法辅助改善患者吞咽过程中的喉部上抬幅度与时间，并增加环咽肌开放的时间与宽度的一种呼吸道保护手法。此法可改善整体吞咽的协调性。

（二）适应证与禁忌证

1. 适应证

①环咽肌完全不开放或不完全开放者；②喉上抬不充分及吞咽不协调者。

2. 禁忌证

有呼吸系统疾病和吞咽呼吸运动严重不协调的患者。

（三）设备和用具

无。

（四）操作方法与步骤

1. 喉部可以上抬的患者（图 3-4-1）

（1）吞唾液时，让患者感觉有喉向上抬时，同时保持喉上抬位置数秒。

（2）吞咽唾液时让患者以舌尖顶住硬腭、屏住呼吸，以此位保持 2~3s，同时让患者示指置于甲状软骨上方，中指置于环状软骨上，感受喉结上抬。

2. 喉部上抬无力的患者（图 3-4-2）

（1）治疗者按摩其颈部、上推其喉部促进吞咽。

（2）只要喉部开始抬高，治疗师即用置于环状软骨下方的拇指和示指上推喉部并固定。

（3）让患者感觉喉部上抬，让其有意识地保持上抬位置。

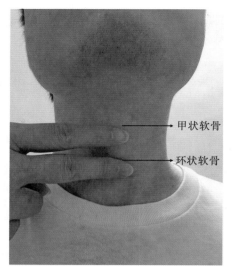

图 3-4-1　主动门德尔松手法

（用于喉部可以上抬的患者）

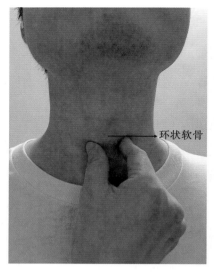

图 3-4-2　被动门德尔松手法

（用于喉部上抬无力的患者）

（五）注意事项

（1）施加外力时可能会诱发患者的咳嗽反射，应注意外力施加的部位和力度。

（2）辅助喉上抬时，需确保颈部处于放松状态。

（3）对于血压控制不良的高血压患者需小心使用。

（4）呼吸系统疾病者如慢性阻塞性肺疾病或肺气肿患者，需慎用。

二、声门上吞咽法

（一）定义

声门上吞咽法是在吞咽前及吞咽时通过呼吸道关闭来防止食物及液体误吸，吞咽后立即咳嗽清除残留在声带处的食物的一种呼吸道保护方法。

（二）适应证与禁忌证

1. 适应证

吞咽反射延迟及声门关闭不全者。

2. 禁忌证

高血压、冠心病、慢性阻塞性肺疾病、肺气肿患者。

（三）设备和用具

温开水或食物。

（四）操作方法与步骤

（1）深吸气后屏气。

（2）进食一口温水或食物。

（3）屏气的同时吞咽。

（4）吞咽后吸气前立即咳嗽。

（5）正常吞咽一次。

（五）注意事项

（1）患者需要在清醒且放松的状态下使用该方法。

（2）能理解并遵从简单指令，训练前先让患者做吞唾液练习，能正确遵从以上步骤并成功练习数次后，方可给予食物练习。

（3）必要时，可行吞咽造影检查观察该方法的可行性。

三、超声门上吞咽法

（一）定义

超声门上吞咽法是让患者在吞咽前或吞咽时，将杓状软骨向前倾至会厌软骨底部，并让假声带紧密闭合，使呼吸道入口主动关闭。

（二）适应证与禁忌证

1. 适应证

①呼吸道入口闭合不足的患者，特别适合喉声门上切除术的患者；②颈部做过放射治疗的患者。

2. 禁忌证

高血压、冠心病、慢性阻塞性肺疾病、肺气肿等。

（三）设备和用具

温开水或食物。

（四）操作方法

（1）嘱患者一手置于自己的腹部，另一手置于治疗师的腹部，嘱患者深吸气并紧紧地闭气，用力将气向下压。

（2）当吞咽时持续保持屏气，并且向下压，吞咽结束时立即咳嗽。

（五）注意事项

（1）用力闭气有可能引起血压升高，血压控制不良的患者需小心使用。

（2）其余同声门上吞咽法的注意事项。

四、用力吞咽法

（一）定义

用力吞咽法是在咽期吞咽时，增加舌根向后的运动的能力，进而增加口、咽腔内的压力，使食团流速加快，减少食物残留的一种吞咽方法。

（二）适应证与禁忌证

1. 适应证

舌后缩运动不足的患者。

2. 禁忌证

口咽力量弱或声带不能闭合的患者慎用。

（三）设备和用具

温开水或食物。

（四）操作方法

（1）吞咽时头微前屈、下颌内收，咽喉部所有的肌肉用力挤压。

（2）舌头用力贴紧硬腭至舌根部都产生压力。

（3）嘱患者闭紧双唇，口角微外展用力吞咽。

（4）每次吞咽后，采用空吞咽或饮用少量的水进行交互吞咽，清除残留物后方可继续用此法进食。

呼吸道保护手法－门德尔松手法

呼吸道保护手法－声门吞咽法

（五）注意事项

用力时可能引起头晕不适，需根据患者生理状态调整训练方式。

（欧秀君　王　璇）

第五节　吞咽电刺激治疗技术

一、定义

吞咽电刺激治疗技术是通过电流刺激作用于外周神经和肌肉，增强其兴奋性，激活相关感觉通路来改善患者的吞咽功能的治疗技术。

二、适应证与禁忌证

（一）适应证

1. 神经源性病变

如脑血管意外、脑外伤、帕金森病、神经损伤（如喉返神经麻痹、喉上神经麻痹、舌咽神经麻痹、迷走神经麻痹等）、放射性颅神经损伤、MS、原发性侧索硬化、进行性肌萎缩、ALS 等。

2. 遗传性疾病

亨廷顿病（进行性）、唐氏综合征、Robin 序列综合征等。

3. 自身免疫疾病

皮肌炎、吉兰–巴雷综合征。

4. 器质性病变

舌、喉、软腭等癌症，头颈部肿瘤术后、气管切开术后。

5. 放疗后损伤

6. 其他

年龄增长、阿尔茨海默病。

（二）禁忌证

1. 绝对禁忌证

（1）有出血或出血倾向、急性化脓性炎症、痉挛性麻痹、局部皮肤破损或感染。

（2）严重的精神病患者、极度不配合的患者。

（3）严重心脏病、高血压及严重的器官衰竭的患者。

（4）恶病质、活动性肺结核和癌症患者。

（5）电流过敏患者。

2. 相对禁忌证

（1）由于使用鼻饲管而严重反流的患者，应慎用。

（2）有心脏起搏器、其他植入电极的患者慎用，包括埋藏式复率除颤器。

（3）妊娠、癫痫发作者慎用。

（三）设备和用具

吞咽电刺激治疗仪，棉签，酒精，胶带等。

（四）操作方法与步骤

1. 粘贴式电极

（1）操作步骤

①沟通解释：向患者解释进行电刺激治疗的目的、预期疗效、疗程、治疗时间、正常和异常的感觉以及注意事项。

②检查皮肤完好性：治疗前检查治疗部位皮肤是否有破损、瘢痕、皮疹、肿物等。

③清洁皮肤：采用医用酒精对治疗部位进行擦拭，去除局部皮肤的油脂和皮屑，避免影响粘贴电极的导电性。

④检查治疗仪器工作是否正常，接通电源，开启电疗仪开关，输出按钮归零。

⑤放置电极：根据功能障碍和治疗目的，选择相应的神经或靶肌群放置电极（详见下述），采用绑带或者胶布固定，连接输出线。

⑥调节电流强度：①选择合适的处方或参数；②一手缓慢调节电流强度，另一手置于电极部位感觉靶肌群是否有收缩，首次治疗剂量建议采用运动阈值，随后逐渐增加至患者能耐受的最大运动阈值。询问患者感觉，如出现异常感觉或不适，应停止并回零。

⑦治疗时间：一般治疗15~30min，也有学者建议1h，应视患者的具体情况而定。

⑧治疗结束：取下电极，检查治疗部位的皮肤，适当的剂量导致皮肤有微红，无破损，微红半小时内自动消退。

（2）常用的电极放置方法

①舌运动障碍、咽喉肌群力量不足：临床表现为食团搅拌和运送功能障碍、喉上抬不充分等进而导致口咽部食物残留、滞留甚至误吸等。可选择以下5种放置方法。

电极放置方法一

方法介绍：这是国外学者最常用的放置方法，可刺激吞咽多数肌群，但由于国内外人群的颈部长度存在生理差异，尤其是老年人，故在国内的应用受到一定限制。

放置方法：沿正中线垂直排列所有电极，电极1放置于下颌骨下方与舌骨上方之间，电极2放置于舌骨下方与甲状软骨上切迹上方之间，电极3和电极4按前两个电极之间的等距离放置，电极4不应超过环状软骨下缘。通道1主要作用于舌骨上、下肌群，通道2作用于舌骨下肌群（图3-5-1）。

电极放置方法二

方法介绍：该法是方法一的替代方案，国内应用广泛，适用于大多数咽及喉部运动障碍。

放置方法：在中线两侧垂直排列电极，上方电极放置于下颌骨下方和舌骨上方之间，下方电极放置于舌骨下方与甲状软骨上切迹上方之间，左右各为一组输出通道。放置下方电极时，注意不要过于远离中线，以免电流刺激颈动脉窦（甲状软骨旁开约 2cm 处）（图 3-5-2）。

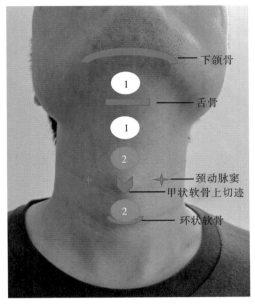

图 3-5-1 舌运动障碍电极放置方法一

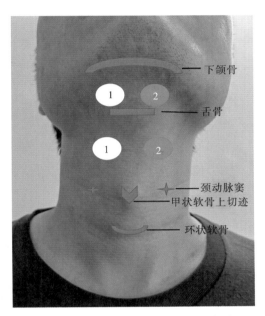

图 3-5-2 舌运动障碍电极放置方法二

电极放置方法三

方法介绍：该法与方法二的位置一致，用于改善舌骨－喉复合体的运动及咽部力量不足的患者，对于放疗后肌肉纤维化，有一定效果。

放置方法：在下颌骨下方和舌骨上方之间，中线左右旁开各放置一个电极，为通道 1，在舌骨下方与甲状软骨上切迹上方之间，中线左右旁开各放置一个电极，为通道 2。放置下方电极时，注意不要过于远离中线，以免电流刺激颈动脉窦（图3-5-3）。

电极放置方法四

方法介绍：适用于伴有原发性会厌谷滞留和喉部移动功能障碍的患者。

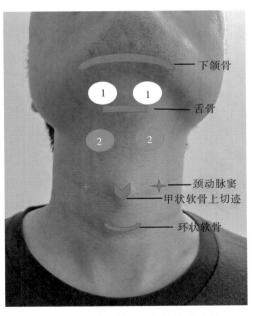

图 3-5-3 舌运动障碍电极放置方法三

放置方法：在下颌骨下方和舌骨上方之间，中线左右旁开各放置一个电极，为通道1，在舌骨下方与甲状软骨上切迹上方之间放置一电极，在甲状软骨上切迹下方放置一电极，为通道2（图3-5-4）。

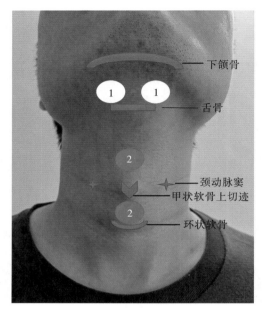

图 3-5-4　舌运动障碍电极放置方法四

电极放置方法五

方法介绍：适用于舌骨运动障碍、舌根后坠、舌肌萎缩等患者。

放置方法：在下颌骨下方和舌骨上方之间，水平排列四个电极，中线左侧为通道1、中线右侧为通道2，也可以远离中线的两个电极为通道1，靠近中线的两个电极为通道2（图3-5-5，图3-5-6）。

②唇运动障碍：临床表现为唇闭合无力、口部控制障碍等导致流涎、漏食和齿颊沟残留等，常用以下4种电极放置方法。

电极放置方法一

方法介绍：该法适合口腔期吞咽障碍的患者，尤其是单侧唇颊肌肉力量减弱所致的流涎、齿颊沟残留等症状。

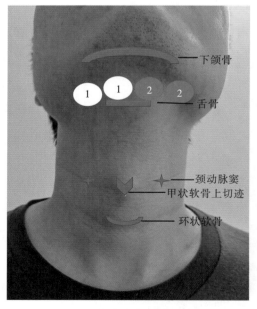

图 3-5-5　舌运动障碍电极放置方法五（1）

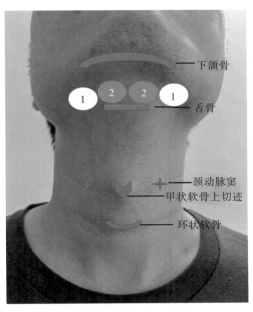

图 3-5-6　舌运动障碍电极放置方法五（2）

　　放置方法：下颌骨下方和舌骨上方之间，中线旁开左右各放一个电极，为通道 1，通道 2 电极放置于面神经颊支（约为口角和耳屏连线前 1/3 处）（图 3-5-7）。

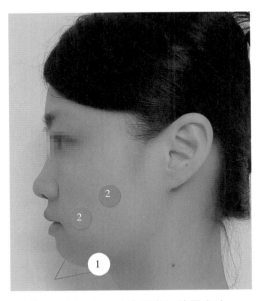

图 3-5-7　唇运动障碍电极放置方法一

电极放置方法二

　　方法介绍：该法与方法一是兄弟方案，同样适合口腔期吞咽障碍，同时针对单侧上唇闭合差的患者。

放置方法：在下颌骨下方和舌骨上方之间，中线旁开左右各放一个电极，为通道1，通道2电极放置于地仓穴和口轮匝肌的运动点上（图3-5-8）。

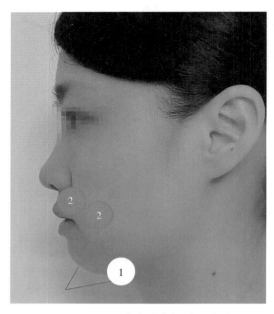

图3-5-8 唇运动障碍电极放置方法二

电极放置方法三

方法介绍：该方法适用于双侧唇颊功能障碍的患者。

放置方法：电极放置于面神经颊支处，左右分别为一组输出线。两通道同时刺激面神经，刺激唇肌收缩，改善唇部闭合功能（图3-5-9）。

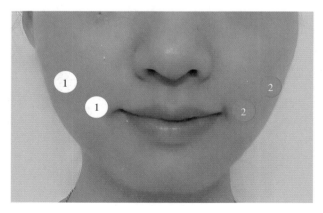

图3-5-9 唇运动障碍电极放置方法三

电极放置方法四

方法介绍：该方法适用于双侧唇闭合障碍，尤其是上唇闭合不全的患者。

放置方法：电极分别放置于两侧地仓穴和口轮匝肌的运动点上，左右分别为一组输出通道。两侧同时刺激口轮匝肌收缩，改善唇闭合的能力（图3-5-10）。

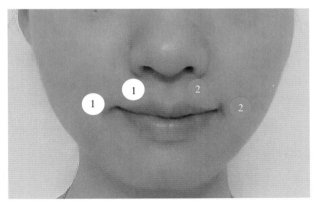

图 3-5-10　唇运动障碍电极放置方法四

③下颌运动障碍

方法介绍：该法适用于咬肌力量弱、咬肌纤维化、颞下颌关节容易脱位等颞下颌关节运动障碍的患者。

放置方法：一电极放置于咬肌丰隆处，另一电极放置于颞下颌关节（约下关穴），左右分别为一组输出线（图3-5-11）。

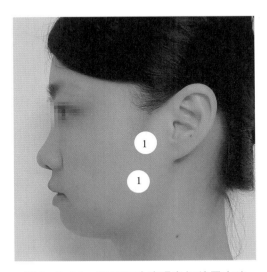

图 3-5-11　下颌运动障碍电极放置方法

2. 衬垫式电极

（1）操作步骤

①沟通解释：向患者解释进行电刺激治疗的目的、预期疗效、疗程、治疗时间、

正常和异常的感觉以及注意事项。

②检查皮肤完好性：治疗前检查治疗部位皮肤是否有破损、瘢痕、皮疹、肿物等。

③检查治疗仪器工作是否正常，接通电源，开启电疗仪开关，输出按钮归零。

④湿润衬垫：将已消毒的衬垫取出，用温水完全打湿后拧干至不滴水为宜，避免过干影响导电性，或过湿而弄湿患者衣物。

⑤电极放置：将电极套入衬垫内，根据功能障碍和治疗目的，主电极放置于治疗部位（详见下述），辅助电极置于颈后，采用绑带或胶带固定。

⑥输出电流：a.选择仪器上合适的处方或参数；b.缓慢旋转输出按钮，并询问患者感觉，如出现蚂蚁咬、喉咙有金属味、想吞咽的感觉均为正常，若出现刺痛或针刺感，应停止输出，去除电极，检查皮肤。

⑦治疗时间：一般治疗 15~30min，应视患者的情况而定。

⑧治疗结束：取下电极，检查治疗部位的皮肤，适当的剂量导致皮肤有微红，无破损，微红半小时内自动消退。

⑨将衬垫煮沸 15min 以上消毒，晾干，备用。

（2）常用电极的放置方法

①吞咽障碍电刺激

方法介绍：将电极放置于患者的颈部，通过电流刺激吞咽功能相关的神经，缓解神经元麻痹和失用性肌萎缩，重塑吞咽反射弧。对吞咽启动困难、放疗后唾液分泌减少的吞咽障碍患者有效。

放置方法：主电极置于下颌骨下方与舌骨上方的区域，辅助电极置于颈后平坦的部位（图 3-5-12）。

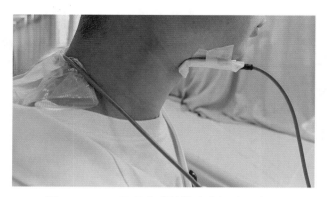

图 3-5-12　吞咽障碍衬垫式电极放置方式

②面神经刺激

方法介绍：刺激单侧面神经，增强唇颊肌肉的力量，改善闭唇、流涎、漏食以及口腔残留等症状。

放置方法：辅助电极置于颈后，主电极可放于面神经出口（即颞骨茎突和颞骨乳突之间的茎乳孔），通过刺激面神经引起唇肌收缩，改善闭唇功能（图3-5-13）。也可置于面神经颊支上，既刺激神经肌肉，又刺激腮腺分泌唾液。

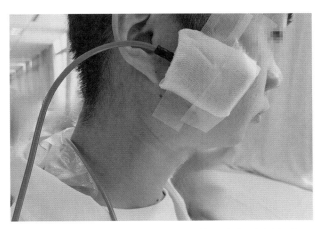

图3-5-13 面神经功能障碍衬垫式电极放置方式

3. 手持式电极

（1）操作步骤及要点

①沟通解释：向患者解释进行电刺激治疗的目的、预期疗效、疗程、治疗时间、正常和异常的感觉以及注意事项。

②检查皮肤完好性：治疗前检查治疗部位皮肤是否有破损、瘢痕、皮疹、肿物等。

③检查治疗仪器工作是否正常，接通电源，开启开关，输出按钮归零。

④电极准备：将约10cm×10cm的粘贴电极贴于颈后平坦部位，手持式主电极加纱布包绕电极头部，充分湿润，以不滴水为宜，连接输出线。

⑤选择仪器上合适的刺激处方，根据患者的耐受情况和肌肉收缩情况，逐步调节输出强度。

⑥输出电流：治疗师戴上手套，一手控制输出按钮键，另一手持手持式电极，根据患者情况选择所需刺激部位，以引起肌肉收缩为宜，建议每一次通电为短暂的强刺激，以减少肌肉疲劳。强度以患者可耐受的最强肌肉收缩或明显收缩为宜，对于不能耐受治疗强度电刺激者，建议尽量达到运动阈值及以上。

⑦治疗时间：刺激3~5s，休息5~10s，每个部位刺激10~20次，重复3~5组，总治疗时间为15~30min，每日1~2次，15~20次为一疗程，根据患者病情酌情调整。

⑧治疗结束：输出调零，取下电极，关机。检查治疗部位的皮肤，合适的剂量

引起皮肤微红，无破损，微红半小时内自动消退。

（2）常用的刺激部位及方法

①颊肌的刺激方法：根据颊肌的肌肉走向，手柄电极在口腔内靠近 K 点处快速划行至嘴角，也可以采用固定法，将电极固定于颊肌肌腹处，注意避免移动电极触碰牙床（图 3-5-14）。

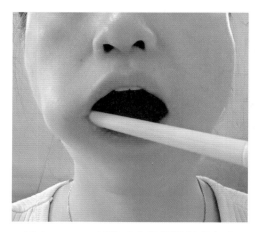

图 3-5-14　手持式电极颊肌刺激方法

作用：有利于改善颊肌力量和刺激腮腺分泌唾液。

②唇肌、面神经的刺激方法：对口轮匝肌的运动点以及两侧地仓穴进行电刺激，一般采用固定法。也可刺激面神经，或刺激提上唇肌、颧大肌、颧小肌改善提唇功能，刺激笑肌改善展唇功能，刺激降下唇肌、降口角肌改善降唇功能（图 3-5-15，图 3-5-16）。

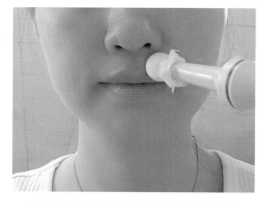

图 3-5-15　手持式电极唇肌刺激方法

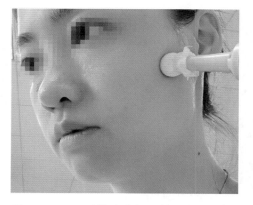

图 3-5-16　手持式电极面神经刺激方法

作用：有利于改善闭唇功能和口腔控制能力，以及唇的各向运动功能。

③舌内肌的刺激方法：从后向前移动刺激舌上纵肌，左右移动刺激舌横肌，可移动或固定刺激舌后 1/3 处；对于舌上抬不能的患者，可在舌前 1/3 处刺激；部分舌肌萎缩的患者，可考虑增加刺激舌下纵肌（图 3-5-17）。

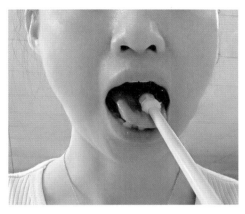

图 3-5-17　手持式电极舌内肌刺激方法

作用：改善舌内肌的形变能力，增强舌肌力量，改善舌萎缩、运动控制障碍等症状。

④舌外肌刺激方法：固定法与粘贴电极放置法相似，手持式电极放置于下颌骨下方和舌骨上方的二腹肌前腹或下颌舌骨肌肌腹处（图 3-5-18）。

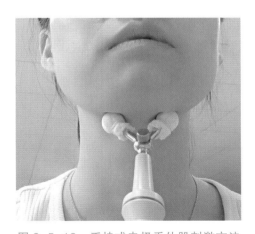

图 3-5-18　手持式电极舌外肌刺激方法

作用：增强舌外肌力量，改善舌骨及舌的活动范围，进而改善吞咽功能。

⑤软腭、咽后壁的刺激方法：常用移动法，由下到上分别刺激腭舌弓、腭咽弓和咽后壁，对于呕吐反射敏感的患者，可采用固定法，在腭舌肌肌腹、腭咽肌肌腹、软腭、咽后壁等处固定刺激（图 3-5-19）。

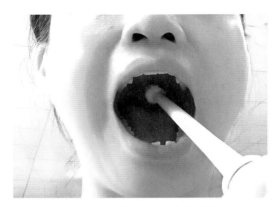

图 3-5-19　手持式电极软腭刺激方法

作用：改善真性延髓麻痹患者咽反射减退、软腭上抬和咽后壁前移的功能障碍，减少鼻漏和食物渗漏的风险以及提高食团运送的功能，改善放疗后肌肉纤维化。

（6）喉外肌、咽缩肌的刺激方法：对于喉上抬不充分的患者，可移动或固定刺激甲状舌骨肌，对于有误吸风险的患者，可刺激胸骨上窝处（图 3-5-20）。

作用：改善由于咽腔压力不足及喉上抬不充分等导致咽部滞留、残留或误吸等症状。

（7）颈肌的刺激方法：可用移动或固定法刺激颈部纤维化的部位，如胸锁乳突肌、斜方肌、斜角肌肌腹等，避开颈动脉窦（图 3-5-21）。

作用：改善颈部纤维化、颈部活动范围受限等症状。

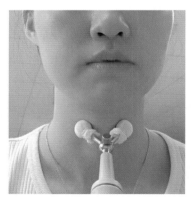

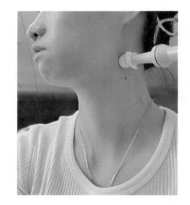

图 3-5-20　手持式电极喉外肌刺激方法　　图 3-5-21 手持式电极胸锁乳突肌刺激方法

（五）注意事项

（1）治疗前应检查患者有无感觉异常以及局部皮肤完好性，并确保皮肤清洁、干燥并适当修剪治疗部位毛发。

（2）不能在患者身上开关电源，治疗前后，确保输出强度回零。

（3）治疗时注意电极片与皮肤的贴合性，嘱患者在治疗期间不得任意挪动体位或移动电极线和绑带，避免电极脱落形成单通道刺激或接触不良而产生刺痛甚至电灼伤。

（4）尽可能让患者头部处于中立位，避免颈部过伸引起不适，也避免颈部过屈，引起电极粘连和电流过度集中。

吞咽电刺激
治疗技术

（5）电极线不应过度捆绑，以免折损电极线，影响导电性能和安全性。

（6）由于手持式电刺激对患者产生较强感觉，因此在电刺激过程中，尤其是口腔内电刺激时，患者出现不适时应举手示意，不宜自动躲闪。

（欧秀君　于　瑞）

第六节　球囊扩张技术

一、定义

用适当型号的球囊导管经鼻孔或口腔插入食道，在食管入口处，用分级注水或注气的方式充盈球囊，通过间歇性牵拉环咽肌，激活脑干与大脑的神经网络调控，恢复吞咽功能。

二、适应证与禁忌证

（一）适应证

（1）神经系统疾病导致的环咽肌功能障碍、吞咽动作不协调，咽部感觉功能减退而导致吞咽反射延迟。

（2）头颈部肿瘤放射治疗导致环咽肌纤维化形成的狭窄，头颈部癌症术后瘢痕增生导致食管狭窄。

（二）禁忌证

（1）鼻腔、口腔或咽部黏膜破损或充血严重、出血者。

（2）呕吐反射敏感或亢进者。

（3）头颈部癌症复发者。

（4）食道急性炎症期。

（5）未得到有效控制的高血压或心肺功能严重不全。

（6）其他影响治疗的病情未稳定者。

三、设备和用具

导管、注射器、记号笔、碗、纱布、棉签、1% 丁卡因、血氧饱和度监测仪、冰水、纸巾、垃圾袋等。

四、操作方法与步骤

（一）扩张前准备

1. 了解病情及辅助检查

（1）了解患者的病情是否能进行扩张治疗，基础情况是否稳定、能否理解指令并配合治疗。如果是再次扩张的患者，需了解上次扩张治疗的反应，来决定再次扩张的处方。

（2）需要做必要的辅助检查

①做吞咽造影检查确诊环咽肌功能障碍。

②必要时进行喉镜检查确定鼻腔、舌、软腭、咽、喉等无进行性器质性病变及水肿。

2. 患者及操作者准备

患者可选取舒适的半坐卧位或端坐位，头部给予枕头低头约20°位固定，此姿势有利于插管。经鼻扩张操作一般由2人合作完成，经口扩张操作可由1人完成。

3. 环境准备

环境安静，靠背椅、枕头。

（二）操作步骤（图3-6-1）

1. 检查导管

在导管内注水 3~6mL，观察球囊是否均匀、完整（图3-6-2）。

2. 插管

经鼻腔插管可用棉签蘸取 1% 的丁卡因对鼻腔进行局部麻醉，也可不用。将导管经鼻腔或口腔插入，穿过环咽肌进入食管上段，长度约18~23cm，明确导管是否在食管处：①将导丝端的头部置于装有水的碗里，不随呼吸气流冒气泡（图3-6-3）；②嘱患者发"衣"音，声音与插管前一致。

了解患者有无扩张的禁忌证：临床评估、喉镜检查、物品准备 → 患者维持端坐位或半坐卧位（床头至少抬高30°）

清洁鼻（口）腔，必要时行1%丁卡因麻醉鼻腔 → 检查导管是否均匀、完整 → 经鼻（口）插管至食管上方（18~23cm）

明确导管是否插入食管 → 往导管内注水3~6mL → 力度稳定适中，上提导管至有卡住感 → 做好标记

测扩张的基数 → 分级扩张 → 球囊滑出食管外

迅速上提导管并回抽球囊内的水（经口插管可直接将导管拉出） → 拔出球囊导管

图 3-6-1 导管球囊扩张操作流程

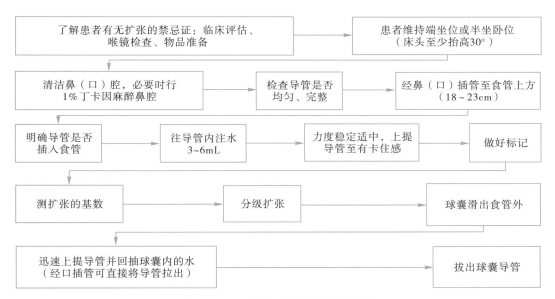

图 3-6-2 检查导管的完整性

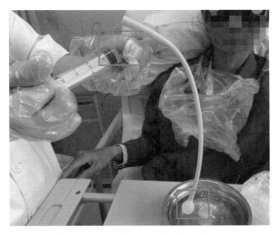

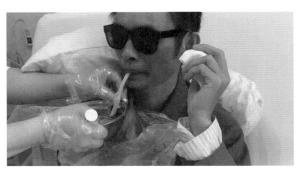

图 3-6-3 检查导管是否在食道内

3. 标记和扩张基数测定

往导管内注水 3~6mL 形成球囊，轻轻上提导管至食管入口，有"卡住感"（此处为环咽肌处）并做标记。逐级回抽球囊内的水，嘱患者做吞咽动作，同时持续稳定轻轻地向上拉导管，当球囊能轻松地滑出环咽肌处，此时球囊内的水量就是扩张的基数。

4. 扩张

（1）主动扩张：从基数开始，每增加 0.5~1mL 逐级扩张，操作者将球囊拉至环咽肌处时，嘱患者做主动吞咽动作，并持续稳定轻轻地向上拉导管，若球囊通过环咽肌阻力锐减时，再向上提拉导管至口咽部，嘱助手迅速将球囊中的水抽出，若经口插管可直接将球囊从口腔拉出。此法主要应用于脑干损伤所致环咽肌功能障碍者。

（2）被动扩张：从基数开始，每增加 0.5~1mL 逐级扩张，扩张时操作者往导管内注一定量的水，将球囊轻轻向上拉至环咽肌狭窄处（阻力较大）停留，15~30s 后再轻轻地缓慢向上牵拉导管，若球囊通过环咽肌阻力锐减时，嘱助手迅速将球囊中的水抽出，若经口插管可直接将球囊从口腔拉出。扩张时可结合叹气等放松训练。此法主要应用于头颈部肿瘤放射治疗术后环咽肌良性狭窄和初接触扩张者。

若无黏膜损伤或感觉不适者，每天 1 次，每次扩张 5~10 下，用时约半小时。球囊容积每天增加 0.5~1mL 为宜。

（三）终止球囊扩张治疗的标准

（1）吞咽功能改善，可保证安全、有效进食。

（2）主动扩张，一般注水容积不等，但不可盲目加大球囊注水量，吞咽功能改善，即可终止该治疗。

（3）被动扩张，一般注水容积达 10mL 并顺利通过环咽肌，或吞咽功能改善，即可终止该治疗。

五、注意事项

（1）治疗前宜进行吞咽造影、喉镜检查，明确是否有环咽肌功能障碍，确认导管插入的实际深度和注水量，以及明确是否有插管的禁忌证。

（2）治疗后可予雾化吸入治疗，减少扩张部位的黏膜水肿与黏液分泌。

（3）在扩张过程中避免暴力提拉或向球囊内注入大量的水强行扩张。

球囊扩张技术

（欧秀君　王　璇）

第七节　Masako 训练

一、定义

Masako 训练又被称为舌制动吞咽法。在吞咽时，通过制动舌头，使咽壁向前移动与舌根相贴近，增加咽腔的压力，加快食团推进。

二、适应证与禁忌证

1. 适应证
咽壁前移运动较弱的吞咽障碍患者。

2. 禁忌证
无。

三、设备和用具

手套、纱布或吸舌器等。

四、操作方法与步骤

（一）操作方法

（1）若患者的舌头能前伸至口唇处，则嘱患者用牙齿轻轻咬住舌尖后做吞咽动作，每天训练约 15~20 次。

（2）若患者无法伸舌或无法固定舌头，治疗师可用纱布或吸舌器拉出一部分舌体，然后嘱患者做吞咽动作，每天训练约 15~20 次（图 3-7-1）。

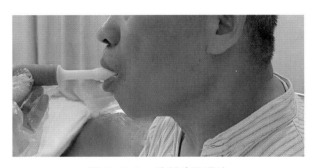

图 3-7-1　舌制动吞咽法

（二）操作步骤

（1）治疗前与患者有互动，能说明治疗的内容及目的，告知患者治疗的感觉与注意事项，摆好治疗体位。

（2）准备好治疗用具（纱布、吸舌器等）。

（3）做好训练示范，操作规范完整、指令清晰正确，与患者有互动。

（4）密切观察患者的病情变化，能根据患者情况随时调整治疗方案。

（5）治疗结束，询问患者的感觉，检查治疗部位并嘱患者课后练习。

（6）处理治疗用具，并准确做好训练记录。

五、注意事项

（1）该方法会使呼吸道闭合时间缩短，吞咽后食物残留增加，吞咽启动更加延迟，因此不能将此法运用于直接进食食物过程中。

（2）要防止患者咬伤舌头，认知障碍患者慎用。

Masako 训练

（欧秀君　陈　艳）

第八节　Shaker 训练

一、定义

Shaker 训练也被称为头抬升训练，或等长 / 等张吞咽训练。指导患者等长 / 等张收缩舌外肌和喉外肌等吞咽相关肌肉，强化其肌力来增加上食管括约肌开放的幅度以及舌的运动范围，进而改善吞咽后食物残留和误吸等症状。

二、适应证与禁忌证

（一）适应证

（1）环咽肌功能障碍患者。

（2）舌骨 – 喉复合体移动不足的患者。

（二）禁忌证

颈椎术后、颈椎不稳定等有颈椎疾病的患者。

三、设备和用具

软球或小毛巾等。

四、操作方法与步骤

（一）操作方法

1. 卧位训练

嘱患者仰卧，尽量抬高头，但肩不能离开床面，尽力看着脚尖，维持该体位尽量坚持 1min（可因人而异），头放松平躺，休息 1min，重复此动作 30 次以上。对于难以完成该动作的患者，可给予助力运动（图 3-8-1）。

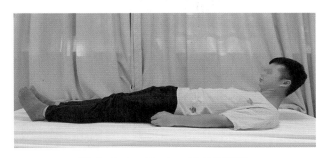

图 3-8-1　Shaker 卧位训练法

2. 改良的 Shaker 训练法

（1）患者保持端坐位。治疗师站于患者侧方，一手手掌在患者额头处给予向前上方的推力，另一手置于患者颈后保护其颈椎，嘱患者抵抗治疗师的推力用力将额头向前下方压，尽量保持 1min，然后放松，重复 30 次（图 3-8-2）。

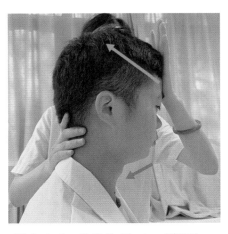

图 3-8-2　改良的 Shaker 训练法一

（2）患者保持端坐位。治疗师一手手掌托住患者的下颌骨并给予向前上方的力，另一手置于患者颈后保护其颈椎，嘱患者抵抗治疗师的力尽力将下颌向后向下压，尽量保持1min，然后放松，重复30次（图3-8-3）。或嘱患者端坐位，治疗师将一软球或毛巾卷置于患者下颌处，嘱患者努力回缩下颌，挤压软球或毛巾卷，尽量保持1min，然后放松，重复30次。

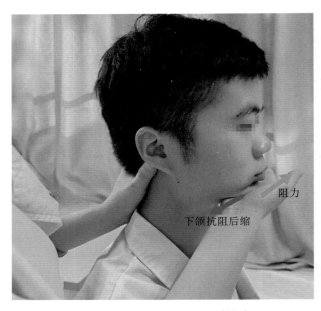

阻力

下颌抗阻后缩

图3-8-3 改良的Shaker训练法二

（二）操作步骤

（1）治疗前与患者有互动，能说明治疗的内容及目的，告知患者治疗的感觉与注意事项，摆好治疗体位。

（2）准备好治疗用具。

（3）做好训练示范，操作规范完整、指令清晰正确，与患者有互动。

（4）密切观察患者的病情变化，能根据患者情况随时调整治疗方案。

（5）治疗结束，询问患者的感觉，并嘱患者课后练习。

（6）处理治疗用具，并准确做好训练记录。

五、注意事项

颈椎病、头颈部癌症术后颈部活动受限的患者、有严重认知障碍的患者应慎用。

Shaker 训练

（欧秀君　谢武颖）

第九节　呼吸训练

一、定义

呼吸训练是通过指导患者学会正确有效的呼吸模式及良好的呼吸控制，改善通气功能及协调功能，进而改善吞咽过程中呼吸协调能力的方法。

二、适应证与禁忌证

（一）适应证

各种中枢神经系统、周围神经系统损伤或病变等导致的呼吸功能障碍，以及高位脊髓损伤、神经肌肉疾病导致的呼吸功能障碍。

（二）禁忌证

（1）临床病情不稳定的患者。

（2）呼吸衰竭、严重肺高压、肺水肿的患者。

（3）有脊柱损伤或不稳、肋骨骨折和严重骨质疏松症等不可使用辅助咳嗽法的患者。

（4）严重认知障碍及欠配合者。

三、设备和用具

沙袋、蜡烛、呼吸训练器等。

四、操作方法与步骤

（一）呼吸方式异常的训练方法

1. 呼吸放松训练

（1）收缩 – 放松训练：嘱患者深吸气时尽力耸肩并保持 3~5s，然后放松，如此反复 10~20 次（图 3-9-1）。

（2）呼吸肌群放松训练：配合呼吸进行头颈部屈曲、伸展、侧屈和旋转运动，以及胸廓的扩张。对于痉挛的肌肉则可对其扳机点进行按压或做反向牵伸训练。

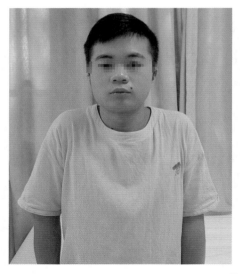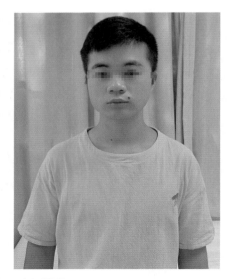

图 3-9-1 收缩 – 放松训练

2. 口鼻分离呼吸训练

嘱患者合嘴用鼻吸气，再捏住鼻子用口呼气。逐渐增加呼气的时间，在呼气时尽可能长时间地发 /s/、/f/ 等摩擦音，但不出声音。熟练掌握后，呼气时同步发音，坚持 10s。若患者不能执行指令，则治疗师可捏住患者嘴唇，迫使其用鼻子吸气，再捏住患者鼻孔，迫使其用嘴呼气，交替做 2~3min。

（二）呼吸支持不足的训练方法

1. 腹式呼吸训练

患者处于舒适放松的半坐卧位，治疗师将手置于患者的上腹部腹直肌处，嘱患者用鼻缓慢地深吸气，肩和胸廓放松，只有腹部隆起，然后缓慢地呼气，重复 3~5 次后休息，以免过度换气。掌握了生理性腹式呼吸后可行抗阻训练，嘱患者仰卧位，头稍抬高，将约 1~2kg 的沙袋置于腹部（沙袋重量以不影响膈肌活动和上腹部隆起为宜），重复生理性腹式呼吸的动作（图 3-9-2）。

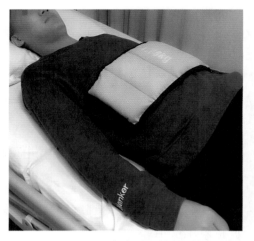

图 3-9-2 腹式呼吸抗阻训练

2. 缩唇呼吸训练

患者取舒适放松的体位，治疗师将手置于患者腹部，嘱患者用鼻子缓慢地吸气，然后缩起嘴唇慢慢呼气，避免腹肌用力。若治疗师感觉到患者腹肌收缩时，则嘱患者停止呼气。吸气和呼气的比值由 1:2 逐步过渡到 1:4。可结合吹蜡烛进行训练，将蜡烛与患者的距离逐渐延长。

3. 诱发呼吸训练

可采用呼吸训练器进行吸气和呼气的训练，可根据患者的情况调节吸气阀和呼气阀的口径，进而调整呼吸训练难度。适当休息，避免过度通气。

（三）吞咽与呼吸协调障碍的训练方法

1. 吞咽气道保护机制训练

利用生理性呼吸来协调控制吞咽时的呼吸暂停。嘱患者快速吸气然后根据自身情况屏气，接着做吞咽动作，尽可能延长吞咽时间，吞完后用力咳嗽，整个过程必须一口气完成。

2. 呼吸道保护手法

详见本书相关内容。

（四）咳嗽训练

1. 咳嗽的训练技术

（1）泵式咳嗽：泵式咳嗽是哈气技术的延伸，而且在临床中非常有效。指示患者进行 3 次中等强度的哈气，然后以低的肺通气量进行 3 个短而浅的咳嗽，不要深呼吸。按照以下顺序进行：哈气，哈气，哈气；咳嗽，咳嗽，咳嗽；重复 3~4 次。通常情况下，如果分泌物存在，会自发地咳嗽，移动分泌物或异物。

（2）连续咳嗽：连续咳嗽就是由一个小呼吸和一个小咳嗽组成的一系列咳嗽，然后是一个中等呼吸和一个中等咳嗽，最后是一个深呼吸和一个大的咳嗽。这对于术后的患者是一个很好的技术，每次尝试最大限度地咳嗽时，他们往往容易疲劳。对于这些患者，努力使空气进入肺组织远端的各个部分，接触到分泌物，让咳嗽成为自主引流的一种方式。

（3）呼吸叠加和徒手胸部按压：呼吸叠加技术通过患者独立地吸气至最大吸气量，然后屏住呼吸，在初始的呼吸基础上增加 2 次或 3 次以上的最大吸气，来增加肺活量。在此期间伴随着咳嗽，治疗师可以在呼气期间做胸部按压辅助咳嗽。

2. 辅助咳嗽训练法

（1）腹部推挤辅助法：患者平卧，治疗师手掌交叠，掌根置于剑突下方位置，但不能挤压到下位肋骨和剑突。患者先深吸气，然后在指令下咳嗽，咳嗽同时治疗师向前上方推挤。也可采用坐位，治疗师位于患者身后（图 3-9-3）。

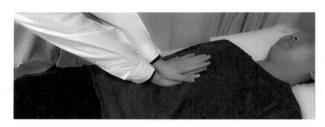

图 3-9-3　腹部推挤辅助法

（2）肋膈辅助咳嗽法：患者平卧，治疗师将双手呈蝶状置于患者两肋，拇指指向剑突，另外四指与肋骨平行。在患者深呼气终末，治疗师快速向下向内按压并嘱患者深吸气。在吸气终末，嘱患者屏气并用力咳嗽，咳嗽期间，治疗师快速在两侧前方施加手部力量，以增加患者咳嗽终末的气流。该辅助方法容易在侧卧位完成（图 3-9-4）。

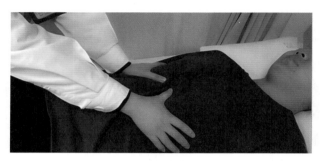

图 3-9-4　肋膈辅助咳嗽法

（3）平卧位胸部前方挤压：治疗师在侧方用前臂横置于患者上胸部和下胸部，患者咳嗽时，治疗师位于患者上胸部的手臂维持不动，帮助固定上胸部，而置于患者下胸部的手臂则进行推挤以增加咳嗽气流（图 3-9-5）。

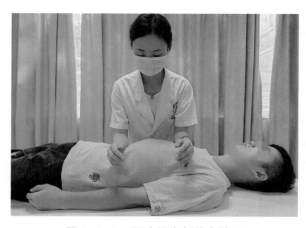

图 3-9-5　平卧位胸部前方挤压

3. 被动咳嗽训练法

治疗师以中指指腹快速按压患者环状软骨下缘，深度为 1~2cm，刺激患者产生咳嗽反射（图 3-9-6）。

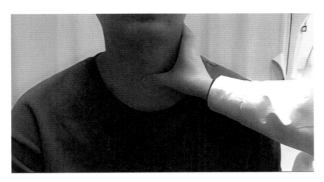

图 3-9-6　被动咳嗽

五、注意事项

（1）选择舒适放松的体位，环境安静，避免过多的干扰。

（2）给患者说明训练内容，指令清晰，避免患者过分紧张。

（3）呼吸训练宜在饭后 1~2h 进行。

（4）避免过度憋气和过度换气，训练时间不宜过长，以免诱发支气管痉挛、呼吸性酸中毒或碱中毒。

（5）支气管扩张、慢性支气管炎等患者禁忌过度深吸气，以免引起肺破裂。

（6）呼吸训练需循序渐进、因人而异，以不引起明显疲劳为宜，以免加重病情。

咳嗽训练

（欧秀君　卢礼创）

第十节　直接进食训练技术

一、进食训练

（一）定义

进食训练是通过对进食环境的选择、食物选择及调配、餐具选择、一口量控制以及食团入口位置、进食体位及姿势调整等，改善吞咽障碍患者的实际进食能力的治疗方法。

（二）适应证与禁忌证

1. 适应证

意识清醒、生命体征稳定、吞咽反射存在、少量误咽或误吸能通过随意咳嗽咳出者。

2. 禁忌证

不满足以上条件的吞咽障碍患者。

（三）设备和用具

餐具、量杯、脉搏血氧仪等。

（四）操作方法与步骤

1. 餐前准备

（1）进食环境：应尽可能尊重患者的饮食文化。进餐的环境要安静、舒适，进餐时不要大声说话，让患者尽量保持轻松、愉快的心情以促进食欲，减少呛咳，增加进食的安全性。

（2）食物的选择：以均衡营养为主，可适当考虑特殊营养成分的补充，如肠内营养素等。食物质地应根据吞咽障碍的程度，本着先易后难的原则来选择食物，糊状食物不易误吸，液状食物容易误吸，进食顺序是先糊状食物，吞咽功能明显改善后逐渐过渡到软饭等食物，最后可进食普通食物和液状食物。

容易吞咽的食物应符合以下要求：①密度均匀；②黏性适当、不易松散；③有一定硬度，通过咽和食管时易变形且很少在黏膜上残留；④稠的食物比稀的安全，因为它能较好地刺激触 - 压觉和唾液分泌，使吞咽变得容易；⑤还要兼顾食物的色、香、味及温度等（表 3-10-1，3-10-2，3-10-3）。

表 3-10-1 吞咽障碍食物质地的选择

吞咽障碍分期	吞咽障碍异常情况	食物性状选择
口腔准备期、口腔期	口腔舌功能异常	开始吃浓流质食物，功能改善较好时可进食稀流质食物
	舌后缩力量减弱	稀流质食物
咽期	咽壁收缩力减弱、喉上抬不足	稀流质食物
	喉入口闭合不足或整个呼吸道关闭不足	浓稠食物
	咽期吞咽延迟	根据个体差异，选择浓汤或浓稠食物
食管期	环咽段功能紊乱或开放完全	稀流质食物

表 3-10-2 改变食物质地、黏稠度实施要点

吞咽障碍异常情况	适合的食物质地	应避免的食物质地
舌运动受限	开始时吃浓稠液状食物，以后再喝稀液状食物	糊状食物
舌的协调性不足	浓稠液状食物	糊状食物
舌的力量不足	稀液状食物	大量糊状食物
咽期吞咽延迟	浓稠液食物	稀液状和流质食物
呼吸道闭合不足	布丁和糊状食物	稀液状和流质食物
喉上抬不足/环咽肌功能紊乱	稀液状食物	很浓稠和高黏稠性食物
咽壁收缩不足	稀液状食物	很浓稠和高黏稠性食物
舌根部后缩不足	稀液状食物	高黏稠性食物

（3）餐具的选择：根据患者的功能情况尽量选用适宜、得心应手的餐具，有利于顺利地完成进食。可按以下要求选择餐具。

①勺子：患者手抓握能力较差时，应选用柄粗、柄长、勺面小、难以黏上食物、边缘钝的勺子，便于患者稳定握持餐具。一般采用边缘钝厚、勺柄较长，容量约5~10mL的勺子为宜。便于准确放置食物及控制每勺食物量，不会损伤口腔黏膜。

②碗：如患者使用单手舀碗中食物有困难，可选择广口平底碗或边缘倾斜的盘子等。也可在碗底放一块防滑垫，或者使用防滑碗，避免患者舀食物时碰翻碗具。

③杯子：用普通的杯子饮水时，因患者需头向后仰饮水，则有增大误吸的可能。此时，可选用切口杯等杯口不会接触到患者鼻部的杯子，患者不用仰头就可以饮用，从而避免误吸。或使用带吸口/吸管的杯子。

④吸管：普通吸管因为短且细，一般不适合吞咽障碍患者。若患者需要吸管，在吸口部分应改良。如在吸口或注射器上加上吸管等，慎重调整一口量。此外，还可以采用挤压式柔软容器，挤出食物。

（4）多方进行饮食病情知情沟通：对患者进行摄食训练，治疗师与医生、护士、家属（或喂食者）、患者间必须进行充分、清晰的沟通，对摄食训练时的体位、环境、喂食方式、喂食工具、食物选择、一口量、注意事项等进食要求进行讲解和指导，然后医生、治疗师、患者（或家属）共同签署知情同意书。

2. 进食要点

（1）食团在口中的位置：进食时应把食物放在口腔最能感觉食物的位置，最适宜促进食物在口腔中保持及输送。最好把食物放在健侧舌后部或健侧部，这样有利于食物的吞咽。这种做法不仅适合部分或全部舌、颊、口、面部有感觉障碍的患

者，也适合所有面舌肌肉力量弱的患者。

（2）一口量及进食速度

①一口量：即最适合吞咽的每次摄食入口量。对患者进行摄食训练时，如果一口量过多，食物将从口中漏出或引起残留导致误吸；如果一口量过少，则会因刺激强度不够，难以诱发吞咽反射。正常人一口量：稀液体 5~20mL；果冻或布丁 5~7mL；浓稠泥状食物 3~5mL；肉团平均为 2mL。先以少量试之（稀液体 1~4mL），然后参考国际标准分级酌情增加。为防止吞咽时食物误吸入气管，可结合声门上吞咽法训练。

②进食速度：为减少误吸的危险，应调整合适的进食速度，前一口吞咽完后再进食下一口，避免 2 次食物重叠入口的现象。

食团的大小和进食速度对某些患者能否顺利吞咽有一定影响。某些咽期启动吞咽延迟或咽缩肌无力的患者常需 2~3 次吞咽才能将食团咽下，如食团过大、进食速度过快，食物容易滞留于咽部并发生误吸。因此，咽缩肌无力的患者慎用或禁用大食团。另外，根据患者吞咽功能情况，指导患者改变和适应饮食习惯，进食速度过快，提醒患者放慢速度，以防误吸。

（3）进食前后处置

①口腔与咽的清洁：进食前后口腔与咽的清洁对于吞咽障碍患者预防肺部感染是一项重要措施。进食前后痰液及分泌物的清理，进食后体位引流机械辅助排痰也能很好地预防肺部感染，促进患者康复。

②进食训练记录是为了详细了解患者进食前后情况，观察跟进进食效果。通过这些真实的客观记录，可以了解患者进食的动态变化，通过对所记录信息的分析，有助于医生、护士、治疗师更精准地实施个体化治疗方案，使患者达到安全有效进食（表 3-2-3）。

3. 安全的进食体位

安全的进食体位即通过改变躯干或者头部姿势，从而改变食物经过的通路或方向来减轻吞咽障碍的症状，减少吞咽过程中的误吸和残留，提高吞咽效率。躯干的姿势改变包括自然坐位、半坐卧位和侧卧位，而头部姿势改变包括仰头、低头和头旋转等。

4. 减少食物残留的代偿动作

（1）空吞咽：吞咽一口食物后，反复做几次空吞咽，使口内滞留食物全部咽下，然后再进食下一口。

（2）交替吞咽：让患者交替吞咽固体食物和流食，或每次吞咽后饮少许水（约 1~2mL）。

表 3-10-3 进食训练记录表

治疗性进食记录表

姓名：_____ 年龄：_____ 性别：_____ 科别：_____

住院号：_____ 临床诊断：_____ 日期：_____

进食前评估结束	头部控制：□正常 □过度屈曲 □过度后伸 □旋转（左/右） □侧屈（左/右）
	口腔运送：□正常 □轻度受损 □中度受损 □重度受损
	口腔控制：□正常 □轻度受损 □中度受损 □重度受损
	反流：□无 □有（鼻腔/口腔）
	残留：□齿颊沟（左/右） □唇齿沟（上/下） □会厌谷（左/右） □梨状窝（左/右） □咽壁
	有效清除残留的方式：□多次吞咽 □交替吞咽 □转头吞咽（左/右） □侧头吞咽（左/右） □仰头吞咽 □低头吞咽 □其他：_____
	呼吸道保护手法：□声门上吞咽 □超声门上吞咽 □门德尔松吞咽 □用力吞咽
	渗漏误吸分级：稀流质____级；低稠____级；中稠____级；高稠____级；糊状____级；其他：_____
	环咽肌开放程度：□正常 □部分 □无
进食处方	食物性状：□稀流质 □低稠 □中稠 □高稠 □糊状 □其他：_____
	躯干姿势：□端坐位 □半坐卧位（角度____） □侧卧位
	头部姿势：□正常 □低头 □转头（左/右） □侧头（左/右） □仰头 □点头 □其他：_____
	一口量：_____mL； 首次进食总量：_____mL
	进食方式：□一次吞咽 □多次吞咽 □交替吞咽 □声门上/超声门上吞咽 □门德尔松吞咽 □用力吞咽 □其他：_____
	辅助程度：□无 □有（□手法，□喂食，□语言提示）
	进食后处理：□排痰（□徒手体位，□机械振动，□刺激性咳嗽，□自主咳嗽） □清洁口腔：（□吸唾管，□口护牙刷，□棉签，□漱口） □冲洗鼻腔

进食记录表	日期	时间	食物成分	性状	进食姿势	一口量	进食总量	进食总时间	吐出残留量	进食反应	签名

（3）点头样吞咽：颈部后仰使会厌谷变窄挤出滞留食物，随后低头并做吞咽动作，反复数次。

（4）转头吞咽：单侧梨状隐窝内残留食物时，头部向患侧转动并做点头样吞咽动作；两侧梨状隐窝内残留食物时，反复左右转动头部进行侧方吞咽。

（5）侧头吞咽：向健侧倾斜头部并做吞咽的动作，有利于食团随重力进入口腔和咽部的健侧，适用于单侧舌部和咽部功能障碍。

（6）屈颈缩下颌吞咽：让患者做屈颈同时头部后缩的动作，增加咽部期向下推挤食物的力量，有利于吞咽反射迟缓的患者产生充分的吞咽。

5. 窒息的处理

（1）窒息的先兆：呼吸困难、呼吸带有杂音，像被人扼住脖子；不能说话、欲用力咳嗽而咳嗽不出、皮肤、嘴唇和指甲发绀、瞳孔散大、意识丧失、大小便失禁等。

（2）急救方法一：海姆立克急救法

①意识尚清醒的患者可采用立位或坐位，抢救者站在患者背后，双臂环抱患者，一手握拳，使拇指掌关节突出点顶住患者腹部正中脐上部位，另一只手的手掌压在拳头上，连续快速向内、向上推压冲击6~10次（注意不要伤其肋骨），直至异物被排出。

②昏迷倒地的患者采用仰卧位，抢救者骑跨在患者髋部，按上法推压冲击脐上部位。如果无效，隔几秒钟后，可重复操作一次，造成人为的咳嗽，将堵塞的食物团块冲出呼吸道。

急救方法二：心脏复苏术

如上述操作之后，异物仍然滞留在呼吸道里而且患者没有任何反应，那就要进行心脏复苏术。

急救方法三：环甲膜穿刺术

在条件许可的情况下，可用12号针头环甲膜穿刺，临时建立通气通道，同时，请相关专业部门帮助取出异物。

（五）注意事项

1. 患者生命体征

稳定、病情允许时，采取最佳进食体位：坐位90°，头部前屈头颈部控制差的患者需垫一靠枕。

2. 患者不能取坐位时应取舒适卧位

（1）仰卧位时至少取躯干位大于30°。

（2）偏瘫侧患者可取健侧侧卧位，偏瘫侧肩部以枕垫起，喂食者位于患者健侧，避免因体位不适而使患者在进食时分散注意力。

3. 喂食过程中应注意的问题

（1）神志不清、疲倦或不合作切勿喂食。

（2）鼓励患者用健侧进食，避免残留物导致误吸。

（3）痰多患者，进食前应排痰。

（4）有义齿的患者，进食时应戴上义齿后再进食。

（5）口腔感觉差的患者，把食物送入口时，可适当增加汤匙下压舌部的力量，有助于刺激感觉。

（6）耐力差的患者，宜少食多餐。

（7）如果患者有认知障碍，可适当给予口令提示。

（8）如果患者出现呛咳，应停止进食。

（9）进食药物可用凝固粉调制成适合患者吞咽的性状，此法适用于患者吞咽固体食物有困难，也同时不能有效地吞咽大粒的药片或胶囊。

（10）进餐后保持口腔清洁，清除口腔残留物、漱口。

4. 进食结束后

（1）抬高床头30°~90°，保持30min以上，避免患者平躺和搬动患者。

（2）鼻饲患者1h内不要吸痰、翻身、拍背，防止食物反流和误吸的发生。

5. 脉冲血氧饱和度监测

大多数吞咽障碍患者出现误吸时，血氧饱和度下降超过3%。

（欧秀君　陈　艳）

参考文献

[1] 卢红云，黄昭鸣.口部运动治疗学.上海：华东师范大学出版社，2010.

[2] 中国吞咽障碍康复评估与治疗专家共识组.中国吞咽障碍评估与治疗专家共识（2017年版）第一部分 评估篇.中华物理医学与康复杂志，2017，39（12）：881–892.

[3] 中国吞咽障碍康复评估与治疗专家共识组.中国吞咽障碍评估与治疗专家共识（2017年版）第二部分 治疗与康复管理篇.中华物理医学与康复杂志，2018，40（1）：1–10.

[4] 窦祖林.吞咽障碍的规范化评估与治疗中值得注意的几个问题.中国康复医学杂志，2020，35（3）：257–259.

[5] 万桂芳，张耀文，史静，等.改良容积粘度测试在吞咽障碍评估中的灵敏性及特异性研究.中华物理医学与康复杂志，2019，41（12）：900–904.

[6] 中国吞咽障碍膳食营养管理专家共识组.吞咽障碍膳食营养管理中国专家共识（2019版）.中华物理医学与康复杂志，2019，41（12）：881–888.

[7] 房芳芳，王孝文，鞠学红.脑卒中后吞咽障碍的发生机制及康复治疗研究进展.山东医药，2019，59（31）：103–106.

[8] 王云，鹿宇林，徐芬，等.头颈部控制及呼吸肌训练在早期脑卒中吞咽障碍患者中的康复效果分析.西北国防医学杂志，2020，41（2）：120–124.

[9] 曹芳真，张春华，王冉，等.手持感应电刺激联合常规吞咽训练治疗延髓梗死后吞咽障碍的疗效观察.中华物理医学与康复杂志，2022，44（1）：73–75.

[10] 张谦，吴霜，周腾飞，等.摄食训练同步神经肌肉电刺激对脑卒中后吞咽障碍患者的影响.中华物理医学与康复杂志，2022，44（5）：415–418.

[11] 胡佑红，卫小梅，窦祖林.导管球囊扩张治疗环咽肌功能障碍的机制.中华脑科疾病与康复杂志（电子版），2011，1（1）：82–87.

[12] 林楚克，周惠嫦.球囊扩张术在吞咽障碍患者中的应用效果.中国医学创新，2022，19（22）：43–46.

[13] 卫小梅，戴萌，王玉珏，等.改良球囊扩张治疗对脑干卒中后吞咽障碍患者皮质脑干束兴奋性的影响.中华物理医学与康复杂志，2017，39（12）：893–898.

[14] 李燕如.强化呼吸控制训练治疗脑卒中吞咽障碍的临床疗效观察.临床医学工程，2019，26（10）：1347–1348.

[15] 张肖，项洁，吴婷，等.呼吸训练治疗帕金森病吞咽障碍的疗效.医学综述，2020，26（2）：386–390.

[16] 刘金明，周芳，马艳，等.呼吸训练联合肌电生物反馈对脑梗死恢复期患者吞咽功能的影响.中华物理医学与康复杂志，2022，44（3）：221–225.

[17] 张鸿鑫，陈焰南，邓丽金，等.呼吸训练对中风患者吞咽功能影响的Meta分析.护理实践与研究，2020，17（3）：1–7.

[18] 温红梅.吞咽障碍评估技术.北京：电子工业出版社，2017.

[19] 窦祖林.吞咽障碍评估与治疗.2版.北京：人民卫生出版社，2017.